TOXICOMANIES : SAUVONS LA JEUNESSE

Chroniques sur les drogues et les toxicomanies
(2018-2020)

©2021. EDICO
Édition : JDH Éditions

77600 Bussy-Saint-Georges. France
Imprimé par BoD – Books on Demand, Norderstedt, Allemagne

Réalisation graphique couverture : Cynthia Skorupa

ISBN : 978-2-38127-175-0
Dépôt légal : juillet 2021

Pr Jean Costentin

TOXICOMANIES :
SAUVONS LA JEUNESSE

Chroniques sur les drogues et les toxicomanies
(2018-2020)

JDH Éditions
Hippocrate & Co

Préface

Voici rassemblés, en un seul ouvrage, les enjeux d'un moment critique et peut-être décisif, celui du choix du statut des drogues dans notre société tel que l'a vécu en première ligne Jean Costentin et ses amis du Centre National de Prévention, d'Études et de Recherche sur les Drogues et les Toxicomanies (CNPERT).

La période est critique, car c'est le moment où, en France, les problèmes de toxicomanies deviennent majeurs et préoccupants et où manquent des décisions fortes. On a constaté successivement la montée du cannabis, la diversification de l'offre de substances toxicomanogènes de plus en plus puissantes, leur banalisation croissante et, avec elles, le nombre de leurs adeptes. Il en résulte une gravité accrue des atteintes des malades qu'elles frappent. En face, de puissantes pressions réclament la libéralisation de leur accès, voire leur légalisation. Les tentatives de les enrayer, le plus souvent privées, sont insuffisantes face à des pouvoirs publics pas vraiment convaincus des méfaits encourus, hésitants devant l'importance sociale du phénomène et l'appétence d'une partie non négligeable de la population. L'indécision aboutit à une réalité désastreuse immédiate et à terme, aux plans sanitaire, économique et social.

Jean Costentin s'oppose à ce délabrement. Déterminé et infatigable, il est de toutes les luttes, dans des débats télévisés ou radiophoniques le plus souvent biaisés, parfois franchement déloyaux ; il s'oppose à des articles de presse si partiaux qu'ils ne laissent aucune place à la contradiction et où souvent les données scientifiques et médicales sont volontairement ignorées. Il essuie aussi des refus d'intervention. Ce qu'il n'a pas pu dire ou qui a été mal transmis, les arguments qu'il n'a pu faire valoir, les réponses aux critiques fallacieuses, tous et toutes sont réunis dans ce livre qui résume ce que peut et devrait être une politique sanitaire responsable, crédible, soucieuse de la bonne santé de la population actuelle et des générations à venir.

Le plaidoyer de l'auteur repose sur trois piliers : prévention, traitement, répression. C'est à l'école que le combat commence. Les mises en garde des collégiens et des lycéens varient beaucoup d'un établissement à un autre, l'information n'est que partielle, voire fausse : il faut marteler que le cannabis n'est pas une drogue douce, mais un poison d'action lente et de plus en plus concentré, donc plus actif ; que l'héroïne n'est pas le seul toxique dont il faut se méfier, car il y en a beaucoup d'autres… Ce n'est pas parce que l'alcool et le tabac sont des drogues licites qu'il faut en introduire une autre. Toutes ces vérités de bon sens devraient être apprises, au programme d'un enseignement général. Et que dire des fausses affirmations, les « *fake news* » sont à l'ordre du jour, pourtant les drogues n'y sont pas évoquées. La liste est longue du manque d'informations.

La sous-estimation du danger (et non de la dangerosité) de l'accès aux drogues est également dénoncée ; pernicieuse, elle laisse penser (espérer ?) qu'en étant raisonnable, pas d'abus ! C'est-à-dire qu'en limitant doses et prises, on évitera les effets indésirables, en particulier la dépendance, alors que toutes les études prouvent le contraire. Les méfaits sont patents, majorés en particulier chez les adolescents au moment de grande vulnérabilité de leur maturation cérébrale. Que de possibilités intellectuelles et de promotion sociale sont ainsi gâchées. L'auteur fait l'analyse exhaustive des méfaits des drogues, du tabac, de l'alcool, du cannabis, des morphiniques et des autres ; celles que le grand public ne connaît pas, car elles sont moins utilisées, mais tout aussi préoccupantes. Leur énumération est si impressionnante qu'elle devrait être dissuasive. En tout cas, avec ce livre, tout le monde sera prévenu.

Les Français n'aiment pas évoquer les répressions. Sujet sensible et qui souvent fâche. L'auteur a le courage, l'audace d'en parler. Contravention en lieu et place de délit, absence de fichiers, détournement de certains médicaments d'un usage strictement médical, permissivité des juges, ce sont des problèmes de santé publique où il nous invite à la réflexion : quelle société voulons-nous ? Avons-nous conscience de ce qu'elle sera ? Et puis, autre sujet connexe sensible, ces drogues ne sont pas (ou peu) produites jusqu'à présent chez nous, d'où viennent-elles ? Par quels canaux ? Peut-on les maîtriser ?

Jean Costentin pose dans ce livre tous les problèmes et apporte de vraies réponses. Il ne procède pas par affirmation, mais apporte des preuves. Il le fait de façon très personnelle, souvent avec humour (le carabin revient régulièrement, mais qui s'en plaindra ?), avec fougue, chaleur et une conviction communicative. Il nous fait partager ses certitudes, toujours vérifiables, ses indignations parfois tonitruantes, ses craintes hélas fondées, sa volonté sans faille. Il y ajoute le formidable espoir de voir reconnaître et appliquer demain une politique de santé cohérente. La route est encore longue, mais le chemin est tracé, il y apporte la persévérance du juste combat.

Docteur Jean-Paul Tillement

Professeur (H) de pharmacologie de l'Université de Paris
Membre titulaire de l'Académie nationale de médecine
Membre titulaire de l'Académie nationale de pharmacie
Vice-président du Centre national d'études, de prévention et de recherche sur
les toxicomanies (CNPERT) ; directeur de son blog « drogaddiction.com »

Avant-propos

Ces « billets » ont été écrits au fil des jours, entre 2018 et 2020. Ces réactions à différentes informations, déclarations, dispositions réglementaires, concernant les drogues et les toxicomanies sont, selon les cas :

— des protestations contre les manipulations auxquelles procèdent des officines occultes, dévouées/dévoyées au service d'une encore plus large diffusion du tabac et de l'alcool ainsi que d'une légalisation des drogues, à commencer par le cannabis ;

— l'admonestation de ceux qui, sournoisement ou sabre au clair, s'attaquent à la loi de prohibition des drogues de 1970 ;

— l'expression d'une opposition à l'édification par les médias d'une doxa qui emboîte servilement le pas aux manipulateurs précédents ;

— la mise en cause de certains organismes publics ou de leurs émanations, dont le coût de fonctionnement est considérable au point d'être prohibitif quand on le met en relation avec leur impuissance à contenir l'épidémie toxicomaniaque ;

— l'incrimination de ceux qui, appointés pour agir contre les drogues et toxicomanies, non seulement ne font rien, mais parfois même contribuent à leur progression ;

— la présentation des chiffres effarants des consommateurs de ces drogues et des méfaits effrayants qu'elles leur infligent ;

— l'expression du dégoût que provoque la cupidité de ceux qui édifient leur fortune sur l'intoxication de leurs semblables ;

— la dénonciation des miasmes libertaires hérités de la féria de mai 1968 ; cette « révolution » d'enfants gâtés, à l'étroit dans leurs slips ou dans leurs petites culottes avec, un demi-siècle plus tard, un reliquat d'irréductibles, qui prônent encore

11

« l'interdiction d'interdire » et « la jouissance sans limites ». Ces bobos incorrigibles (*perseverare diabolicum*) sont définitivement incapables de mesurer les catastrophes qu'ils ont engendrées. Comme l'avait alors anticipé Marcel Jouhandeau, plusieurs de ces *desperados,* déconstructeurs/démolisseurs, Che Guevaristes de pacotille, très soucieux de leurs intérêts matériels, devinrent les bourgeois qu'ils conchiaient : notaires, voyagistes, directeurs de journaux, patrons de la haute couture, ministres, hommes d'affaires, addictologues. Ils s'efforcent maintenant d'assurer « le service après-vente » des sévices qu'ils ont infligés à une partie de la jeunesse de notre Nation. Fustigeons ces « fripons » et plaignons leurs victimes ; « idiots » devenus inutiles, effondrés dans la drogue, l'inexistence, le marasme physique, psychique et matériel. Épisodiquement, pour se rappeler à leur mémoire, leurs mentors « la ramènent » à la « télé », où quelques journaleux ébahis les convient. Les tremblements qui les saisissent au rappel de leurs outrances passées s'apparentent au tremblement sénile.

— une tentative d'incitation des « décideurs » à agir contre les toxicomanies ; sachant que leur courage ne procède souvent que de celui insufflé faiblement par leurs électeurs, peu et/ou mal informés.

— la remise en question des droits que s'arrogent des majorités parlementaires temporaires de décider de changements sociétaux, anthropologiques même, quasi définitifs, qui ne devraient être effectués qu'avec une infinie prudence, par référendum, prévoyant que si une majorité des Français en décidait souverainement, une période probatoire d'une durée suffisante permettrait d'évaluer leurs conséquences, offrant encore la possibilité d'une marche arrière en cas de bilan désastreux. Hélas, en l'état du fonctionnement « démocratique » de notre Nation, le char de l'État, qui parfois s'emballe, ne dispose pas d'une telle marche arrière. Des décisions, parfois mal évaluées, prises au forceps, ou à marche forcée, ou sous le coup de l'émotion, ou nuitamment par un groupuscule de députés insomniaques, se trouvent *de facto* gravées dans l'airain. De plus, sur des sujets de haute importance sociétale, les votes des représentants de la Nation ne devraient plus pouvoir s'abriter derrière l'anonymat.

Ces chroniques ont été proposées à plusieurs médias. Parmi eux, « Boulevard Voltaire », le blog « drogaddiction.com », la lettre bimensuelle du CNPERT (Centre national de prévention, d'études et de recherches sur les toxicomanies) en ont publié un bon nombre ; des quotidiens régionaux, voire nationaux, en ont accepté quelques-unes, mais en ont refusé beaucoup. Disons plutôt que leur envoi n'a reçu aucune réponse, comme si le texte ne leur était pas parvenu. Leur silence pouvait exprimer, au choix, leur mépris, ou leur paresse à se comporter poliment, ou leur gêne à expliquer leur refus.

Sur les sujets traités, le critère d'actualité brûlante n'est souvent pas majeur. Le caractère insidieux, sournois, feutré, de certaines décisions engendre des catastrophes aux effets tardifs ou tardivement perçus. Quel long temps il a fallu avant que soient dénombrés, en France, les 75 000 décès causés annuellement par le tabac et les 41 000 décès dus à l'alcool.

La présentation de ces chroniques dans l'ordre chronologique où elles ont été rédigées, de par la diversité des sujets abordés, aurait comporté une grande hétérogénéité. Pour pallier cet écueil, des regroupements thématiques ont été opérés a posteriori, faisant se succéder les chroniques traitant du cannabis, du tabac, de l'alcool, des morphiniques, des salles de shoots, des fauteurs de troubles toxicomaniaques et de leurs supplétifs, et en terminant par des considérations générales sur les toxicomanies…

Les militants mobilisés pour la légalisation de toutes les drogues réclament régulièrement un débat sur le sujet, alors que ce débat est permanent. Mais pour eux, ce débat n'aura pas existé tant que ne se sera effondrée la citadelle de la loi de prohibition de 1970 ; sa muraille reste protectrice même si, sous leurs coups de butoir, elle s'est beaucoup lézardée.

D'accord pour débattre, mais dans de vrais débats, non biaisés, mettant en présence des défenseurs d'avis opposés, en nombre et en qualité (expertise) équilibrés, porteurs de données chiffrées et validées. Nombre de nos concitoyens, pour s'y préparer, devront se doter d'informations prises aux meilleures sources. Ces débats devront s'affranchir de la partialité des médias, qui parfois s'apparente à de la malversation (on en donnera plusieurs exemples). Ils comptent au sein de leurs rédactions des consommateurs de drogues, subvertis par des liens d'intérêt ou des idéologies libertaires, gauchistes, anarchistes, qui les ferment aux aspects sanitaires, cliniques, neurobiologiques, épidémiologiques des toxicomanies. Ils font ouvertement la publicité des drogues et des toxicomanies ; ils occultent des données majeures, ou les servent déformées dans leurs moules de la désinformation.

Une course de vitesse est engagée entre l'impatience de ceux qui veulent légaliser toutes les drogues, en commençant par le cannabis, et ceux qui s'y opposent. Ces derniers semblent inexistants, tant leur parole est rare (puisqu'on ne les interroge jamais). Les «pro légalisateurs» redoutent que les multiples méfaits de ces drogues portés à la connaissance de nos concitoyens, rendent impossible leur légalisation. Ils essaient de passer en force ; ils synchronisent leurs actions ; ils accentuent la pression qu'ils exercent sur le couvercle du chaudron des toxicomanies pour empêcher qu'il se soulève. Ces chroniques ont le dessein de s'opposer à leur funeste entreprise.

Le regroupement de ces rubriques comporte des redites de quelques idées forces. Pour les excuser, le lecteur voudra bien y voir la mise en exergue de ce qu'il est important de mémoriser pour être armé dans les débats à venir, qu'il s'agisse des chiffres les plus pertinents ou des méfaits principaux de ces drogues. Comme ils sont occultés ou atténués par les médias, c'est le moyen de les faire connaître.

– 1 –

Le poids et le prix des toxicomanies en France

Hier, sur les routes de France, sont morts une dizaine de conducteurs et/ou de leurs passagers (environ 3 500 victimes par an). Simultanément sont décédées 210 victimes du tabac (tel le crash d'un avion Airbus avec 210 fumeurs à bord, ce qui, sur une année, correspond à la disparition des 75 000 habitants d'Aubervilliers). Hier encore sont mortes 115 victimes de l'alcool (tels le naufrage d'un Ferry-boat transmanche ou, sur une année, la disparition des 45 000 habitants de Vincennes).

Le bilan humain de ces deux drogues licites ne se limite pas, tant s'en faut, à ces morts, car il s'y ajoute de multiples méfaits et handicaps pour leurs consommateurs qui pourront mourir d'autres causes, mais dont la « qualité de vie » se trouvera altérée.

Pour le tabac, ces méfaits consistent en : des bronchites chroniques (chaque victime peut cumuler annuellement près d'un trimestre d'arrêt de travail) ; des broncho-pneumopathies chroniques obstructives (BPCO) qui, dans leurs degrés les plus intenses, confinent les patients en leur domicile, les contraignant à inhaler un air très enrichi en oxygène ; des angines de poitrine (angors) dont les douleurs thoraciques surviennent à l'effort et imposent l'arrêt de l'activité en cours ; des infarctus du myocarde qui, quand le patient y survit, peuvent comporter des séquelles, tels une insuffisance cardiaque et/ou des troubles du rythme cardiaque ; des artérites des membres inférieurs, avec leur boiterie/claudication intermittente, qui survient à la marche après avoir parcouru une certaine distance (« périmètre de marche »). Elle est liée à une douleur vive du mollet qui impose l'arrêt de la marche. Ce «périmètre de marche» diminue avec l'évolution de l'obstruction vasculaire, confinant le patient dans sa chambre et même dans son lit, la jambe douloureuse pendant hors de celui-ci. Dans l'évolution peuvent survenir des nécroses tissulaires, contraignant à des amputations (orteils, pied, jambe, et même cuisse). Parmi les autres handicaps, citons ceux résultant d'accidents vasculaires cérébraux, avec leurs séquelles neurologiques, telles qu'une hémiplégie (paralysie verticale d'un hémicorps) ; citons aussi des perturbations du déroulement de la grossesse, avec prématurité, hypotrophie du fœtus et, durant l'enfance, un risque accru d'hyperactivité avec déficit de l'attention (HADA).

Si les méfaits de l'alcoolisme sont très différents, ils ne sont pas moins graves : cancers, cirrhose hépatique, dépression, perturbations cognitives marquées (Alzheimer, syndrome de Korsakoff) ; neuropathies, désocialisations, ruptures familiales, professionnelles, abêtissement, marginalisation, clochardisation…

Il s'agit là des principaux méfaits du tabagisme et de l'alcoolisme. Leur fréquence élevée est évidemment due à leur libre accès, du fait de leur caractère licite et de leur prix modique.

À l'heure où l'État racle les fonds de tiroir pour s'efforcer de satisfaire des revendications qui s'expriment avec une véhémence redoublée, il est opportun d'ouvrir le livre des comptes de ces drogues, en nous référant à l'analyse d'un économiste de la santé, P.-A. Kopp. Le bilan est désastreux.

Les coûts engendrés par ces deux drogues dépassent de beaucoup la somme des taxes perçues par l'État et des économies réalisées par les caisses de retraite (de par l'abréviation de la durée des allocations versées du fait de morts précoces) ; le tabac abrège en moyenne de 20 ans l'espérance de vie de ses consommateurs.

Calculé à partir de 13,5 millions de fumeurs et de 3,8 millions d'alcoolo-dépendants, le coût social (en vies perdues, en perte de qualité de vie, en perte de production) est, pour chacune de ces drogues, de 120 milliards d'euros. Le coût social des drogues illicites n'est que de 9 milliards d'euros, leur interdiction faisant qu'elles sont beaucoup moins consommées. Une question doit être posée aux militants de leur légalisation : « D'où vient leur impatience de voir exploser le nombre de leurs consommateurs et des coûts correspondants ? »

Un tiers du déficit budgétaire de la Nation correspondrait au poids des drogues sur les finances publiques. Nos enfants et petits-enfants auront à rembourser parmi nos dettes celles engendrées par les drogues. Ainsi les parents boivent, fument, soignent les handicaps qu'ils s'infligent et ne font rien pour que leurs enfants soient capables d'éponger les dettes qu'ils leur laissent en héritage.

Ces considérations sanitaires et budgétaires ne doivent surtout pas occulter l'attention qui doit être portée à l'Homme, car « Il n'est de richesse que d'Hommes ».

– 2 –

Drogues « douces », drogues « dures », *quid* du cannabis ?

Précisons d'abord que la dépendance psychique est consubstantielle à toutes les drogues. Elle peut être isolée (comme avec le tabac et sa nicotine) ou être aggravée par l'association d'une dépendance physique (comme c'est le cas avec l'héroïne).

De façon historique, était « drogue douce » une substance toxicomanogène ne donnant lieu qu'à une dépendance psychique (tabac) ; tandis qu'était « drogue dure » une substance ajoutant à une dépendance psychique, une dépendance physique (héroïne).

La dépendance psychique est donc commune à toutes les substances addictives, c'est-à-dire à toutes les drogues. Elle est telle qu'un individu qui a consommé plus ou moins longtemps une drogue passe d'un usage erratique à un usage régulier, accroît la dose et/ou la fréquence d'utilisation ; sa consommation vire à l'abus ; il devient dépendant de cette drogue. S'il vient à en être privé, il en souffre psychiquement. Il éprouve une frustration, un mal-être, un état de morosité, d'irritabilité, d'impatience, de tristesse, qui peut emprunter à un état de dépression de l'humeur. Il ressent le besoin pressant de consommer à nouveau cette drogue (le « *craving* ») afin de pallier ses troubles. Ce besoin reste dans les limites du supportable ; il n'incite habituellement pas à des actes délictueux pour se procurer la drogue, mais peut conduire à quelques bassesses, tel celui qui rentre chez lui ayant fait vainement le tour de la ville pour acheter les cigarettes de sa soirée, qui va sonner chez le voisin qu'il ne saluait jamais, pour qu'il le « dépanne de quelques cigarettes ».

À l'instar du tabac, l'alcool est considéré comme une « drogue douce ». De fait, s'il est consommé d'une façon erratique, voire même quotidienne à dose raisonnable (« au plus 2 verres de vin chez la femme et 3 chez l'homme, et ce pas tous les jours »), il peut être considéré comme une « drogue douce ». Mais c'est un état instable qui, à partir de l'alcoolo-dépendance (état dans lequel un sujet ne peut s'abstenir, au moins un jour par semaine, de toute boisson alcoolique), peut verser dans l'alcoolisme. Dans cette maladie (grave), la consommation d'alcool pur atteint et souvent dépasse 100 g/jour, et à la dépendance psychique s'ajoute une dépendance physique. Cette dernière peut être telle qu'une abstinence brutale met en jeu le pronostic vital (*delirium tremens a potu suspenso*) par des crises convulsives (comme dans l'épilepsie) soudées les unes aux autres, sans reprises respiratoires ni décontraction musculaire ; elles peuvent être létales. L'alcool est alors une « drogue dure » et même très dure.

La dépendance psychique est associée à la stimulation des récepteurs dopaminergiques D_2 dans la partie *shell* (coque) du noyau accumbens (striatum ventral) sur laquelle se projettent des neurones dopaminergiques originaires du mésencéphale (de l'aire du tegmentum ventral). À une stimulation élevée de ces récepteurs D_2 est associée une sensation de plaisir. Toutes les drogues ont pour effet d'accroître la transmission dopaminergique (au point que cela constitue leur signature neurobiologique). Quand la drogue disparaît, la transmission dopaminergique décline, faisant apparaître alors les troubles psychiques évoqués précédemment.

Pour certaines drogues (morphiniques par exemple), une dépendance physique s'ajoute à la dépendance psychique. Le sujet qui en a abusé au long cours et qui en est privé brutalement et complètement souffre alors dans son corps de cette

21

privation. Le nouvel équilibre homéostatique qui s'était établi pour différentes fonctions de son organisme, en la présence permanente de la drogue, est rompu par sa disparition subite. Les troubles qu'il ressent sont à l'opposé des effets que la drogue produisait sur lui. Par exemple, l'abstinence d'héroïne se manifeste par : une dilatation de la pupille/mydriase (là où la drogue induisait un rétrécissement du diamètre de la pupille/myosis) ; une sudation profuse (là où la drogue s'opposait à la sudation) ; un hyper péristaltisme, avec des bruits hydro-aériques, des borborygmes, voire une diarrhée, alors que la drogue inhibait le péristaltisme, réduisait les sécrétions digestives, constipait ; des douleurs diffuses, alors que la drogue était analgésique… L'association de ces troubles physiques aux troubles psychiques rend cette situation presque intolérable ; elle incite sa victime à faire n'importe quoi pour la faire cesser. Ce haut degré d'addiction, avec une détérioration psychique et physique, une marginalisation, peut être à l'origine d'actes délictueux. C'est pourquoi la société, tant pour se protéger que pour protéger les individus, interdit la diffusion, la commercialisation et la consommation des drogues « dures ».

À partir de cette distinction entre drogues « douces » (ne donnant lieu qu'à une dépendance psychique) et drogues « dures » (donnant lieu en plus à une dépendance physique), la loi a conféré un statut licite aux drogues « douces » (tabac, alcool) et illicite aux drogues « dures », avec les conséquences économiques qui en découlent : la libre commercialisation des drogues « douces », avec néanmoins quelques restrictions de production et de vente (interdiction aux mineurs), dont l'application n'est rigoureuse que pour le prélèvement des impôts et des taxes.

Comme pour beaucoup de classifications qui visent à simplifier ou à trancher dans les situations ambigües, il est commun de constater des distorsions, des contradictions, dénoncées par ceux qu'elles dérangent et qui estiment que c'est à leurs dépens qu'on sort de l'ambiguïté. Pour appuyer l'effort de clarification qu'opèrent les classifications, citons Paul Valéry estimant que : « Le simple est souvent faux, mais le compliqué est toujours inutilisable ».

Néanmoins, on a vu que si les usages les plus communs de l'alcool le font classer parmi les drogues « douces », ses abus très francs, qui sont ceux de l'alcoolisme, en font une drogue « dure » et même très « dure ».

On doit déplorer que certaines expressions soient trompeuses quand, parlant de drogue « douce » pour le tabac, elle dissimule ses 75 000 morts annuelles et les nombreux handicaps qu'il recrute. « Douce » cette drogue qui est la première cause de mort évitable ? Qui abrège la vie d'un sur deux de ses consommateurs ?

Classer l'alcool comme drogue douce est tout aussi décalé quand son usage, ayant viré à l'abus, devient responsable de 41 000 morts annuelles, ainsi que d'affections graves (cirrhoses, troubles neurologiques, relation avec la maladie d'Alzheimer) et/ou encore d'accidents de la route ou du travail, de marginalisation, de clochardisation…

Afin de protéger des méfaits de la cocaïne, qui est à l'origine d'une intense dépendance psychique, cette drogue est prohibée, comme le serait une « drogue dure », alors qu'elle n'induit pas de dépendance physique.

Dans la même stratégie, on traite comme « drogue dure » le LSD, pour protéger de ses méfaits psychiatriques avérés, alors qu'il ne répond pas aux caractéristiques neurobiologiques d'une drogue !

Il existe un continuum entre les drogues, allant des moins dangereuses, la caféine et les autres méthylxanthines (théophylline, théobromine, paraxanthine), jusqu'aux plus détériorantes, comme l'héroïne. L'échelle des toxicomanies comporte différents barreaux successifs : la caféine ; l'alcool des bières, vins et spiritueux ; la nicotine du tabac ; le tétrahydrocannabinol du cannabis ; la cocaïne du cocaïer ; la cathinone du khat ; les amphétamines de synthèse ; les codéine et morphine de l'opium obtenu à partir du pavot ; les morphiniques de synthèse ou d'hémi-synthèse (le tramadol, l'oxycodone, la buprénorphine, la méthadone, la péthidine, les anilinopipéridines dont le fentanyl, l'héroïne).

Un sujet dépendant d'une drogue, par le développement d'une tolérance, progressivement ne perçoit plus l'effet qu'il en attendait, en dépit de l'augmentation des doses et/ou de la fréquence de sa consommation. Cela l'incite à en ajouter une autre, puis une autre encore, sans renoncer aux précédentes ; ainsi s'installe une « poly toxicomanie ». Cette situation est plus grave que « l'escalade ». Dans « l'escalade », comme dans la varappe où le grimpeur, pour se saisir d'une nouvelle prise, abandonne l'une des précédentes, le toxicomane abandonnerait une drogue pour s'adresser à une autre. Ce n'est pas ce que l'on observe, car il ajoute de nouvelles drogues aux précédentes, c'est la « poly toxicomanie ».

La consommation de cannabis par une femme enceinte expose son fœtus au THC, ce qui induit chez lui, par un mécanisme épigénétique, une raréfaction de ses récepteurs dopaminergiques D_2, dans le noyau accumbens. À l'adolescence, sa perception du plaisir s'en trouve amoindrie. Son anhédonie s'exprime par un mal-être, qui emprunte aux manifestations d'une dépression. S'il consomme une drogue, n'importe quelle drogue (puisqu'elles ont toutes en commun d'intensifier la transmission dopaminergique accumbique), il en éprouve une satisfaction supérieure à celle qu'éprouvent les adolescents ayant un nombre normal de récepteurs dopaminergiques D_2. Le piège opère alors, par son vif désir de revenir à cette drogue dont il a tant apprécié les effets ; il en use répétitivement, puis en abuse et en devient intensément dépendant.

Des individus en âge de procréer, qui exposent répétitivement au THC leurs gamètes (spermatozoïdes, ovules) et qui s'accouplent, même à distance de leurs dernières consommations de cannabis, par un mécanisme épigénétique concevront un enfant qui pourra présenter, entre autres anomalies, une appétence redoublée pour les drogues. Cette situation transposée chez le rat montre qu'elle procède non seulement d'une raréfaction de leurs récepteurs D_2 de la dopamine dans le noyau accumbens, mais aussi d'une raréfaction des récepteurs du glutamate du type NMDA, d'une diminution des récepteurs cannabinoïdes CB_1 ; d'une surexpression du gène codant la préenképhaline (le précurseur des peptides opioïdes qui stimulent les récepteurs de type mu, sur lesquels agit la morphine). Les rats conçus par des parents intoxiqués par le THC s'auto-administrent de l'héroïne, en appuyant avec une grande véhémence sur un levier, comme s'ils appuyaient sur le piston d'une seringue remplie de cette drogue.

Le qualificatif « doux » est trompeur, s'agissant de drogues hautement létales (tabac, alcool).

Une même drogue, tel l'alcool, selon l'intensité de sa consommation, peut, à de faibles niveaux de consommation, ne pas induire de dépendance physique notable, alors qu'aux forts niveaux, elle peut en susciter une, à un niveau qui peut rendre létal son sevrage brutal.

Le pouvoir addictif très élevé de la cocaïne a conduit, pour en prohiber l'usage, à l'assimiler aux drogues induisant une dépendance physique, ce qui n'est pas le cas.

Par le jeu et d'une tolérance et d'effets épigénétiques, nombre de drogues conduisent à une escalade, à l'origine de polytoxicomanies. Une drogue considérée comme « douce » à l'origine peut mener à la consommation de drogues « dures ».

Conclusion

Intégrant ces considérations et discordances, la tendance est à l'abandon de la dichotomie : drogue « douce » – drogue « dure ». Il faut néanmoins que persiste, hors ces subtilités sémantiques, la distinction importante, car factuelle, entre les drogues qui ne donnent lieu qu'à une dépendance psychique et celles qui induisent de surcroît une dépendance physique.

Et le cannabis ?

Un subterfuge conçu en vue de la légalisation du cannabis s'est ingénié à lui associer l'appellation de « drogue douce » pour le faire accéder au statut licite de l'alcool et du tabac. Ce subterfuge a tiré bénéfice de l'exceptionnelle persistance du THC dans l'organisme, tel qu'en cas d'arrêt brutal de sa consommation, le sujet qui en abuse ne présente pas de syndrome d'abstinence marqué, peu de troubles psychiques et moins encore de troubles physiques. À l'arrêt de sa consommation, sa concentration cérébrale ne chute pas « en piqué » ; elle diminue très lentement, tel l'atterrissage d'un planeur ; ce qui dissimule l'existence d'une dépendance physique. Cette impression est contredite quand est réalisé l'équivalent d'une chute brutale de la concentration de THC, par l'administration d'un antagoniste des récepteurs CB_1 – le rimonabant (qui interrompt brusquement la stimulation des récepteurs CB_1 qu'entretenait le THC), avec pour effet, chez l'Homme comme sur des animaux de plusieurs espèces rendus dépendants au THC, de faire apparaître des manifestations d'abstinence physiques très marquées. Le cannabis n'est pas une drogue « douce » ; c'est une drogue très lente, aux multiples méfaits bien établis, mais mal connus du fait d'occultations délibérées.

– 3 –

La dépénalisation du cannabis : déni sanitaire, erreur sociétale, voire criminelle

Le projet aberrant d'une dépénalisation du cannabis, tel le monstre du Loch Ness, est réapparu. Un ministre de l'Intérieur (B. Cazeneuve), comme s'il n'avait pas de plus grandes urgences à traiter, voulait infliger à notre pays, plus vulnérable aux drogues que la plupart des autres États, l'effondrement d'une de nos dernières digues contre les toxicomanies, en dépénalisant le cannabis. Déni sanitaire, erreur sociétale et à certains égards criminelle, dans notre Nation où meurent chaque année 75 000 victimes du tabac et 41 000 victimes de l'alcool, sans compter leurs multiples estropiés.

Cette dépénalisation interviendrait alors que l'on connaît les multiples méfaits du cannabis et de son tétrahydrocannabinol (THC).

Sa toxicité l'emporte sur celle du tabac, en générant 5 à 7 fois plus de goudrons cancérigènes et 5 à 7 fois plus d'oxyde de carbone, avec des cancers broncho-pulmonaires, des bronchites chroniques ; des artérites, angors, infarctus, AVC ; des anomalies de la grossesse avec des atteintes de l'enfant qui en naîtra ; la mise en évidence d'effets épigénétiques (dont certains peuvent être transmis à sa descendance) ; des effets perturbateurs endocriniens ; des méfaits cérébraux qui consistent en une ivresse, une désinhibition, des délires, des hallucinations, des perturbations de la conduite des véhicules et des activités professionnelles ; une altération des performances éducatives. Ainsi, les jeunes Français, qui sont ses tout premiers consommateurs en Europe, n'apparaissent qu'au 26ᵉ rang international du classement PISA (qui compare les performances éducatives entre les nations) ; un syndrome amotivationnel, dans un contexte générationnel où l'enthousiasme et les efforts déployés (sportifs exceptés) sont relativement déficitaires. Des effets désinhibiteurs conduisant à des prises de risques ou à de l'agressivité ; des perturbations de la conduite des véhicules et une dangerosité dans les activités professionnelles ; une anxiété (dans un environnement médiatique déjà très anxiogène) ; une dépression de l'humeur, avec ses risques suicidaires ; l'induction, la décompensation, l'aggravation de la schizophrénie, cette affection psychiatrique grave et irréversible ; l'incitation au passage à d'autres drogues qui, loin de s'y substituer, s'y ajoutent (polytoxicomanies).

Les arguments développés en faveur de la dépénalisation du cannabis s'apparentent à une comptabilité boutiquière. « L'État veut faire du blé avec l'herbe. » La contraventionnalisation du délit de consommation de cette drogue feint d'ignorer qu'une contravention, ne laissant aucune trace, permet au délit de se répéter sans limites, si la contravention suivante est au même prix que toutes les précédentes (ce qui va à l'encontre de la prévention). Cette simple contravention établie extemporanément rend impossibles la remontée des filières et l'accès aux trafiquants. L'amende, exceptionnellement réglée extemporanément, risque souvent de ne pas être perçue. L'interpellation du jeune consommateur ne remontera pas à ses parents, alors que cette situation devrait opportunément les réinvestir dans son éducation.

Une enquête effectuée auprès d'adolescents ne consommant pas de cannabis nous a appris que pour 60 % d'entre eux, cette abstention est liée à sa dangerosité, et pour les 40 %

autres, elle est liée à son interdiction. Cette permissivité nouvelle donnera à penser aux premiers qu'un État responsable ne saurait baisser la garde vis-à-vis d'un produit toxique et que dès lors le cannabis n'est pas toxique ; elle donnera à penser aux autres que l'interdiction étant toute relative, ce ne sera plus franchir un Rubicon que de s'y adonner.

La libération du cannabis fera inévitablement croître le nombre de ses consommateurs (1 500 000 actuellement) vers le nombre des alcoolo-dépendants (4 à 5 millions) et, à terme, vers celui des fumeurs de tabac (13,5 millions).

La France qui macère dans l'alcool n'a aucune marge pour accueillir en sus le cannabis, car ces drogues (alcool et cannabis) sont mutuellement incitatives et, de surcroît, leur association est particulièrement délétère (multipliant par 29 le risque d'un accident mortel de la route).

Quant à faire croire que la légalisation du cannabis rendrait plus facile la prévention, le constat de nos collégiens de plus en plus nombreux à fumer et à boire, d'une façon plus précoce qu'auparavant, montre que la légalisation d'une drogue favorise sa consommation ; l'argument d'une prévention plus facile grâce à la légalisation est manifestement illogique et grossièrement mensonger.

Dépénaliser avant d'avoir fait fonctionner un dispositif de prévention efficace revient à mettre la charrue devant les bœufs.

– 4 –

Une simple contravention pour consommation de cannabis ne serait pertinente que sous certaines conditions !

La loi (de 1970) interdisant l'usage du cannabis n'est pas respectée, puisque 1 500 000 Français y contreviennent au moins une fois tous les trois jours (les « consommateurs réguliers »), dont 900 000 d'entre eux qui en usent, ou plutôt en abusent, tous les jours et même plusieurs fois par jour. Ces chiffres n'ont rien de surprenant, cette loi n'étant ni enseignée, ni expliquée, ni justifiée. De plus, la puissance publique incarnée par la justice est en l'occurrence très pusillanime, puisqu'elle classe le plus souvent sans suite le délit des sujets interpellés.

Ainsi, la « puissance » publique s'avère incapable de faire respecter une loi de la République, tandis que se multiplient les drames qu'elle devait contenir. Au lieu de s'appliquer à faire respecter cette loi, la représentation nationale, piteusement, la modifie ; elle ramène la sanction pour ce délit à une simple contravention. Cette abdication, par ce pitoyable repli, devrait au moins éviter de la faire percevoir, comme une banalisation supplémentaire de cette drogue.

Le législateur, ne pouvant faire confiance à la justice pour l'application de la loi de 1970 (ce qui interpelle un peu plus sur son fonctionnement), s'en remet de façon beaucoup plus fiable à la police et à la gendarmerie, laissant espérer que ce sera enfin suivi d'effets.

Cette contraventionnalisation amène le Centre national de prévention, d'études et de recherches sur les toxicomanies (CNPERT) qui analyse les dangers et suit de longue date l'extension de ce cannabis à demander que sa mise en œuvre soit précédée par l'instauration d'une pédagogie préventive, dont l'efficacité devra être vérifiée, avant d'aller plus avant.

L'Éducation nationale a gravement failli en cette matière. À chaque fois qu'elle est interrogée (comme ce fut le cas encore récemment lors d'un audit devant la commission « addiction » de l'Académie nationale de médecine), sa réponse, comme depuis de nombreuses années, s'exprime invariablement : « On met en place de nouveaux outils, des formations, des forma-teurs » ; et c'est ainsi que rien ne se passe.

Il y a près de deux ans, quatre professeurs émérites des deux facultés de Santé de Normandie, compétents en matière de toxicomanies, ont proposé leurs services de formateurs au rec-teur (M. Roland) de l'Université Normande (Rouen-Caen-Le Havre). Il leur répondit très sèchement que ses services avaient la situation parfaitement en main (tel le Manneken-Pis ; ajout de l'auteur). Sa superbe fut cruellement démentie, quelques mois plus tard, par une étude de l'Observatoire français des drogues et toxicomanies (OFDT), constatant que la Normandie était parmi les régions les plus affectées par ce fléau.

En 2006, l'Académie nationale de médecine, avec le profes-seur Roger Nordmann, tirait la sonnette d'alarme, lors d'une réunion avec le Rectorat de Paris, intitulée : « Désamorcer le cannabis dès l'école ». Beaucoup de choses furent dites durant ce colloque (publié chez l'éditeur Lavoisier), mais il n'eut au-cune suite ; le recteur changea et la mission interministérielle de lutte contre les drogues et toxicomanies (MILDT, présidée alors par Nicole Maestracci qui, à l'évidence, œuvrait pour la légalisation du cannabis) torpilla l'édification d'un projet. Les quelques exposés effectués dans les lycées parisiens par des académiciens, qui manifestement intéressaient les participants, n'ont pas été poursuivis, l'organisation par les services du rec-torat ne suivant pas. L'idée maîtresse de ce colloque, dont l'importance apparaît chaque jour plus clairement, était qu'avant qu'un adolescent rencontre le cannabis, il faut lui en avoir expliqué les risques et les méfaits. Rien n'ayant été fait, la suite qui avait été redoutée s'est réalisée. On a assisté, en rageant, à la consommation de plus en plus importante et précoce du cannabis (débutant désormais dès le collège, à partir de 12 ans, en classe de cinquième !).

La contraventionnalisation de l'usage du cannabis devrait, *a minima*, être telle :

– Que la première infraction constatée coûte au contrevenant, comme prévu, 200 euros (contravention de quatrième classe). Cette sanction ne devrait pas s'arrêter là et ne pas être ainsi « en solde de tout compte ».

– Qu'un fichier national informatique soit constitué. Il serait interrogé systématiquement par l'officier de police judiciaire amené à infliger une contravention pour un flagrant délit de consommation et/ou pour détention d'une quantité de cannabis correspondant à un usage individuel. Constatant, le cas échéant, l'infliction de contraventions antérieures pour cette même cause, le montant de la contravention serait multiplié par le nombre de contraventions antérieures (par exemple, à la 3ᵉ contravention, il en coûterait : 200 x 3 = 600 euros).

– Les contrevenants majeurs en effectueraient le paiement selon les règles s'appliquant aux amendes.

– Pour les contrevenants mineurs (qui ne sont pas concernés par ces dispositions actuelles et restent donc comme ignorés), ces dispositions devraient leur être appliquées et le paiement serait réclamé à leurs parents/tuteurs/responsables. Ils seraient ainsi informés du délit et il leur serait rappelé leurs devoirs éducatifs. À cette fin, ils recevraient un fascicule qui leur présenterait les dangers des drogues, les possibilités d'accès de leur enfant à des consultations médicales spécialisées et leur possibilité de faire convertir cette contravention en travaux d'intérêt général, effectués évidemment par leur enfant.

– Au-delà de la troisième contravention, le contrevenant devrait suivre, à ses frais (600 euros), un stage de deux jours (14 h) portant sur la législation, sur les méfaits des drogues et les moyens de s'en abstraire. Ce stage pourrait se calquer sur celui qui est infligé, dans le cadre de la sécurité routière, aux conducteurs ayant conduit sous l'influence de stupéfiants. Ces enseignements seraient dispensés par des membres du corps médical et par des officiers de police judiciaire (pour le rappel de la loi). À l'issue du stage il serait vérifié que les informations essentielles qui viennent d'être enseignées sont comprises et acquises ; si elles ne l'étaient pas, le stage serait réitéré.

– Après ce stage, en cas de récidive, le contrevenant serait passible du tribunal correctionnel qui pourrait prononcer une injonction de soins. Ces soins étant prolongés par un suivi médical comportant des contrôles urinaires réguliers.

– Si l'usage de cannabis se poursuivait, l'interdiction de passer l'examen du permis de conduire pourrait être prononcée, et à ceux qui en seraient déjà titulaires, ce permis serait retiré.

– Afin d'interdire à ces consommateurs irrépressibles l'accès à des activités professionnelles comportant des risques pour les usagers, leur nom pourrait être communiqué à leur demande aux responsables des ressources humaines des organismes publics effectuant ces recrutements.

Ce n'est pas quand le feu du cannabis embrase notre jeunesse qu'il faut se priver des extincteurs (la législation) destinés à le contenir ; d'autres modalités doivent être imaginées pour renforcer la dissuasion et faire régresser la pandémie cannabique.

– 5 –

Pourquoi la France est-elle au premier rang européen de la consommation de cannabis

Appliquons-nous à identifier les raisons du record européen de notre Nation pour la consommation de cannabis, afin de désigner les cibles que les politiques publiques devraient viser pour la réduire.

– Une grande disponibilité du produit. Il est essentiellement produit au Maroc (dans le Rif) puis, via l'Espagne, il circule assez librement (terre, air, mer) dans l'espace Schengen.

– Une incitation à l'auto-culture, par la prolifération des *« Grow shops »* qui vendent librement tout le matériel *ad hoc* ; il n'y a plus qu'à se faire livrer par La Poste des graines de cannabis commandées sur le Net.

– Le coût dérisoire du haschisch/shit/résine ($\simeq$ 6 € le gramme).

– La vente dans la rue, voire même la livraison à domicile de la drogue, effectuée par près de 230 000 dealers.

– Le fallacieux achat d'une « paix », très relative, dans les cités où la puissance publique, avec des complaisances municipales, a laissé proliférer le trafic.

– Un « argent de poche » dispensé à profusion aux adolescents.

– Des familles éclatées, avec des pères absents et des mères débordées.

– La multiplication des messages banalisants.

– L'ignorance, entretenue par les médias, de ses méfaits physiques, psychiques, voire psychiatriques.

– Le faible niveau d'information des parents et des éducateurs.

– L'absence d'information des collégiens et lycéens dans leur cursus éducatif (carence pointée d'ailleurs par l'Observatoire européen des drogues et toxicomanies – OEDT).

– La banalisation de la drogue par des médias, qui entretiennent la confusion entre drogue et médicament.

– La loi répressive de 1970, non appliquée par la justice, qui se prive du recours aux divers degrés possibles existant entre le classement sans suite et les peines maximales (d'une année d'emprisonnement ou de 3 500 € d'amende).

– L'affadissement récent de cette loi par l'instauration d'une amende de 200 €, en solde de tout compte.

– Une démagogie politique commune, faisant feu de toute herbe.

– Des « addictologues » à contre-emploi qui, de longue date, banalisent le produit, militent pour sa légalisation et qui, loin de pratiquer des actions de prévention, critiquent celles que d'autres effectuent.

– D'énormes intérêts particuliers qui alimentent un *lobbying* croissant, s'exerçant jusque dans les hautes sphères du pouvoir.

– 6 –

Pourquoi il est justifié de conserver la loi de 1970 qui prohibe les drogues

Une coalition hétéroclite s'applique à abattre la loi de 1970 qui prohibe le cannabis ; cette loi peut infliger aux contrevenants jusqu'à un an de prison ou 3 500 € d'amende.

Cette rigueur s'inspirait en son temps des méfaits déjà très perceptibles de cette drogue. Les 50 années qui suivirent les ont non seulement confirmés, mais ont aussi allongé leur liste. L'aggravation du bilan du cannabis résulte de plusieurs causes :

– dans les produits en circulation, la concentration du THC a été multipliée d'au moins un facteur 8 sur cette période ;

– de nouveaux modes de consommation ont accru notablement la cession du THC à l'organisme (huile de cannabis, pipes à eau, détournement de la cigarette électronique, nouveaux cannabinoïdes de synthèse…) ;

– la diffusion de la plante et de sa résine connaît une expansion sur un mode quasi épidémique ;

– une consommation qui débute maintenant dès le collège (à partir de la 5e/12 ans) ;

– L'apparition presque hebdomadaire sur le Net de nouveaux cannabinoïdes de synthèse, plus puissants que le THC.

Alors que la pertinence de cette loi se justifie chaque jour davantage par des données nouvelles, on doit déplorer :

– l'absence du rappel de cette loi, au point que beaucoup l'ignorent ;

– l'absence des explications qui permettraient de la justifier, en la distinguant d'un oukase ;

– le mutisme des médias sur les méfaits du cannabis ;

– l'application de cette loi qui est caricaturée par l'institution judiciaire. Les juges, éludant systématiquement la peine maximale (ce qu'il ne faut pas regretter), procèdent habituellement au classement sans suite ; ils n'utilisent pas les nombreuses graduations possibles que selon les circonstances ils pourraient choisir entre ces deux extrêmes.

En maintenant l'esprit de cette loi, il n'est pas interdit de l'amender, mais en veillant surtout à ne pas affaiblir ses effets dissuasifs. Cette dissuasion est indispensable en raison des méfaits sanitaires et sociaux du cannabis dont il faut prémunir nos concitoyens et notre société.

La toxicité physique du cannabis est six à huit fois supérieure à celle du tabac, dont on est incapable de protéger nos concitoyens ; en attestent les 13 millions de fumeurs et les 75 000 décès annuels qui lui sont imputables. La combustion du cannabis produit 7 fois plus de goudrons cancérigènes et d'oxyde de carbone que celle du tabac.

Alors que la nicotine stimule la volonté, ce qui devrait aider le fumeur à se détacher du tabac, le cannabis, par son THC, abolit au contraire la volonté (aboulie).

La puissance addictive du THC s'exprime au travers du million et demi de ses usagers réguliers ; chiffre considérable s'agissant d'une drogue illicite. Il laisse attendre, s'il venait à être légalisé, une explosion du nombre des consommateurs et une encore plus grande précocité des premiers usages.

La toxicité du cannabis s'exerce sur les vaisseaux induisant des artérites et des accidents vasculaires cérébraux, qui surviennent à un âge plus précoce qu'avec le tabac. Elle concerne aussi le cœur avec la survenue d'angines de poitrine et d'infarctus du myocarde, dont c'est la 3ᵉ cause de déclenchement. Il est cancérogène pour la sphère ORL et broncho-pulmonaire. Il affecte le déroulement de la grossesse. Les enfants dont la maman a consommé du cannabis pendant la grossesse auront des risques accrus : de mort subite inexpliquée ; de retard de leur développement psychomoteur ; d'hyperactivité avec déficit de l'attention ; de vulnérabilité aux toxicomanies à l'adolescence. Les personnes en âge de procréer qui exposent leurs gamètes au THC, feront hériter leurs enfants, par un mécanisme épigénétique, d'une vulnérabilité accrue aux drogues, qui s'exprimera dès l'adolescence.

La toxicité psychique du THC est désormais bien précisée. Ce n'est pas une « drogue douce », c'est une drogue très lente, du fait de son accumulation dans l'organisme, en particulier dans le cerveau, dans lequel il subsiste pendant plusieurs semaines. Ses effets ébrians sont responsables d'accidents routiers et professionnels, dont la fréquence et la gravité sont majorées par la consommation d'alcool qui lui est souvent associée. Ses effets désinhibiteurs conduisent à des prises de risques diverses, pouvant aboutir à une auto- ou à une hétéro-agressivité, à des relations sexuelles non consenties et/ou non protégées. C'est un grand perturbateur de la capacité d'apprendre (« drogue de la crétinisation »). Son envahissement de l'espace éducatif explique, pour une part significative, le rang pitoyable (27ᵉ) de la France au classement international PISA des performances éducatives. Il induit une perte de motivation, des troubles anxieux et dépressifs (avec, en embuscade, des tentations suicidaires). Il induit *de novo*, ou il décompense, ou il aggrave cette affection psychiatrique majeure qu'est la schizophrénie. Il incite au passage à des drogues encore plus addictives (cocaïne, amphétamines, morphiniques et la redoutable héroïne).

Parmi les 28 États membres de l'Union européenne, les Français sont, de très loin, les premiers consommateurs de cannabis. Ses méfaits s'abattent sur nos jeunes à l'heure de leur maturation cérébrale, perturbant leurs activités éducatives et leur santé mentale.

Il serait aberrant et même criminel de légaliser cette drogue, aggravant l'état déjà inquiétant de notre société.

– 7 –

À Matignon, des trompettes se joignant à d'autres sonneries tentent d'effondrer ce qu'il reste des murailles de l'interdiction du cannabis

Le « Conseil d'analyse économique », qui dépend directement du Premier ministre (monsieur E. Philippe), a publié, le 20 juin 2019, un plaidoyer en faveur de la légalisation de la consommation et du commerce du cannabis en France[1].

Le Premier ministre se serait-il fait doubler par des subordonnés à qui il n'aurait pas donné le feu vert pour cette publication ? Dans l'affirmative, il y aurait des blâmes à prononcer et un service à réorganiser.

Cette prise de position, dont il a déclaré se désolidariser, instille quand même dans l'esprit de ceux qui s'échinent à prévenir et à contenir « le désastre des toxicomanies en France[2] », une inquiétude sur sa détermination à vouloir protéger notre Nation de ce désastre. Lui ayant décerné, *in petto,* un bon point, quand il a courageusement instauré la limitation de vitesse à 80 km/h sur tout le réseau routier secondaire, pour préserver des vies humaines et diminuer le nombre et la gravité des mutilés de la route, nous lui demandons instamment d'appliquer cette même logique, en s'abstenant de toute faiblesse dans la gestion du « drame des toxicomanies en France ». Cette attitude distinguerait l'homme d'État, qui pense à la génération

---

[1] E. Auriol et P.-Y. Geoffard, « Cannabis – Comment reprendre le contrôle ? », *Les notes du Conseil d'analyse économique,* n° 52, juin 2019, p. 1-11.
[2] J. Costentin, *Le drame des toxicomanies en France,* Ed. Docis, 2017, un livre 360 pages.

suivante, du politicien essentiellement préoccupé par sa réélection et/ou sa promotion.

Venons-en au rapport incriminé, que l'on se propose d'analyser ici.

Émanant d'un « Conseil d'analyse économique », il n'est pas surprenant qu'il parle d'argent. L'indécence vient du fait qu'il relativise, au point même de les négliger, les aspects sanitaires, sociaux, sociétaux de la légalisation du cannabis qu'il prône. Il n'inscrit pas sa réflexion au cœur de notre collectivité nationale, déjà toute première consommatrice de cette drogue en Europe. Il ignore manifestement « qu'il n'est de richesse que d'Hommes », ce qui devrait prévaloir pour souscrire à un humanisme, fût-il (en deux mots) minimal.

Avec des précisions d'économistes (dont on perçoit, chaque jour davantage, qu'elles ne sont pas infaillibles), plus habiles dans l'explication *a posteriori* (quand survient le drame « inattendu ») que dans l'esprit d'anticipation et souffrant d'une myopie qui limite leur ligne d'horizon à celle des royalties immédiates, ce rapport fait miroiter de la légalisation du cannabis un abondement de 2,8 milliards d'euros des caisses de l'État. L'obtention de cette manne est soumise à deux conditions : la légalisation du cannabis et l'organisation par l'État d'une filière pour sa production et sa vente.

Des capitalistes à l'affût, avides et impatients, devraient attendre encore un peu pour que cette filière leur échoie ; à l'instar de la SEITA, privatisée en 1994 !

On a longtemps laissé accroire que tabac et alcool rapportaient beaucoup au budget de la Nation. On omettait seulement, dans les calculs, les frais sociaux ruineux qu'ils engendrent[3] (facéties d'économistes). Refaisant ces calculs, on sait désormais qu'un tiers du déficit budgétaire français est dû au poids négatif des drogues. Les recettes issues de leurs taxations sont très inférieures au « coût des soins ». Ainsi, tabac et alcool obèrent le budget de la Nation, même s'ils font faire des économies substantielles aux caisses de retraite, en abrégeant la durée de vie et ainsi des allocations servies aux victimes de ces deux drogues. Les recettes de taxation de l'alcool ne représentent que 42 % du « coût des soins », celles du tabac seulement 40 % de ce coût.

À l'instar de ces calculs, les frais sociaux entraînés par un cannabis libéré devraient atteindre un niveau prohibitif, pour les raisons que l'on va évoquer.

Cette drogue de la crétinisation, de l'aboulie, de la démotivation, de la résignation, relègue les jeunes Français au 27e rang du classement international PISA des performances éducatives, alors que les moyens consacrés à leur éducation sont parmi les plus importants parmi les Nations compétitrices. Au sein des 28 États membres de l'Union européenne, nos jeunes sont, de loin, les premiers consommateurs de cannabis. Éradiquer cette drogue de l'espace éducatif (élèves et enseignants) permettrait mécaniquement de gagner au moins une quinzaine de rangs dans ce *hit parade*. Nous sommes engagés dans la mondialisation. Cette organisation nouvelle instaure, en quelque sorte, de nouveaux jeux olympiques de l'intelligence, de la culture, de la compétence. Les Nations qui seront en tête du peloton, et même en position d'échappées, seront celles qui parviendront à empêcher leur jeunesse de chausser les brodequins à semelles de plomb du cannabis. Résumons trivialement ses effets : « *la fumette*, ça rend bête, le

---

[3] P. Koop – OFDT, *Le coût social des drogues en France*, 2015.

chichon, ça rend con » ; « *pétard* du matin – poil dans la main ; *pétard* du soir – trou de mémoire ».

La légalisation du cannabis ferait exploser le nombre de ses consommateurs, qui tendrait vers celui des alcooliques et même des tabagiques, induisant des dépenses encore plus importantes que celles entraînées par les victimes de ces deux drogues, en raison des pathologies physiques et psychiques dues à l'abus de cannabis.

Le cannabis génère 7 fois plus de goudrons cancérigènes que la combustion du seul tabac ; sa toxicité pour la sphère ORL et broncho-pulmonaire l'emporte sur celle de ce dernier (cancers, bronchites chroniques, broncho-pneumopathies chroniques obstructives…).

Le cannabis produit 6 à 8 fois plus d'oxyde de carbone (CO) que la combustion d'une cigarette de tabac ; sa toxicité cardio-vasculaire s'en trouve exacerbée. Il est ainsi la troisième cause de déclenchement d'infarctus du myocarde. Il est responsable de la survenue d'artérites des membres inférieurs et d'accidents vasculaires cérébraux chez des sujets jeunes[4] (alors qu'avec le tabac, ces troubles surviennent surtout après la cinquantaine).

Le cannabis perturbe le cours de la grossesse ; il est à l'origine d'accouchements prématurés, avec des nouveau-nés plus hypotrophiques que ne le laisserait attendre cette seule prématurité. Les bébés présentent un risque accru de mort subite « inexpliquée ». Les « enfants du cannabis » sont plus souvent que les autres atteints d'hyperactivité avec déficit de l'attention et présentent communément un retard de leur développement psychomoteur. À l'adolescence, ils ont une très grande vulnérabilité à l'attrait pour les drogues, selon un mé-

[4] J.-P. Goullé, P. Mura et J. Costentin, *Le cannabis : ce qu'il faut retenir et faire savoir*, Éditions Lavoisier, 2019, un livre 189 pages.

canisme désormais élucidé. Les parents qui exposent leurs gamètes (ovules et spermatozoïdes) au THC du cannabis transmettent à leur enfant, par un mécanisme épigénétique, une raréfaction des récepteurs qui permettent d'éprouver les sensations de plaisir (les récepteurs D_2 de la dopamine dans le noyau accumbens). Pour percevoir le plaisir et échapper à un état qui s'apparente à une dépression, ils s'adressent à des drogues, à n'importe laquelle[5]. Ainsi, les parents qui fument du cannabis non seulement perturbent leur propre comportement, mais, de plus, ils font hériter leur(s) enfant(s) d'anomalies comportementales, qui s'ajoutent aux fréquentes carences éducatives qu'ils leur infligent.

Sur la route, au travail, l'usage du seul cannabis est à l'origine d'accidents qui peuvent mutiler et même tuer. Sa rencontre avec l'alcool (de moins en moins exceptionnelle) multiplie par 14 ce risque de surmortalité[6], que des études très récentes estiment même à 29.

Le cannabis, par ses effets désinhibiteurs, rend ses consommateurs dangereux pour eux-mêmes et pour autrui (auto- et/ou hétéro-agressivité), avec des prises de risques, sur la route ou ailleurs. Les relations sexuelles de ses consommateurs, qui sont parfois non consenties, peuvent être pratiquées sans contraception ni protection contre les maladies sexuellement transmissibles (dont le sida).

Le cannabis, souvent perçu lors de ses premiers usages comme anxiolytique, peut devenir au long cours anxiogène et

---

[5] H. Szutorisz, G. Egervari, J. Sperry, J.M. Carter, and Y. Hurd, "Cross generational THC exposure alters the developmental sensitivity of ventral and dorsal gene expression in male and female offspring", *Neurotoxicol. and Teratol.*, 2016.

[6] B. Laumon, B. Gadegbeku, J.L. Martin, M.B. Biecheler, SAM group, "Cannabis intoxication and fatal road crashes in France : Population based case-control study", *Brit. Med. J.*, 2005, 331.

même déterminer des troubles anxio-dépressifs, qui comportent en embuscade des risques suicidaires.

Plus graves encore sont les relations, devenues irréfragables, entre l'usage du cannabis et la survenue ou l'aggravation d'une schizophrénie[7] (la folie au sens commun du terme). La schizophrénie est l'une des plus sévères des maladies mentales elle atteint 1 % de la population ; on ne sait pas la guérir ; au mieux parvient-on à en apaiser les délires et les hallucinations. Très tôt dans la vie, elle rend ses victimes incapables de s'inscrire dans un projet professionnel, puis familial.

Le cannabis s'abat sur notre jeune génération entre 12 et 22 ans, au moment où elle est en pleine phase de maturation cérébrale. Le THC, en perturbant cette maturation, peut induire *de novo*, décompenser, révéler ou aggraver une schizophrénie. Cette affection coûte très cher à l'assurance maladie, alors que l'insuffisance du budget alloué aux hôpitaux psychiatriques est régulièrement déplorée.

C'est dans ce contexte que des addictologues, complètement à contre-emploi, souvent incapables de sortir du gouffre des toxicomanies dans lequel sont tombés les patients qui leur sont confiés (où ils ont pu être poussés par leurs messages ambigus, banalisants, peu dissuasifs), militent bruyamment pour la légalisation non seulement de cette drogue, mais même de toutes les autres. Ils vont jusqu'à demander des moyens redoublés et la multiplication des « salles de shoots » pour accueillir les toxicomanes supplémentaires que recrute leur incurie.

Si nous parvenions à prémunir notre jeunesse du cannabis, 80 000 cas de schizophrénie seraient évités[8]. Le coût de cette

[7] S.H. Gage, M. Hickman, S. Zammit, « Association be-tween cannabis and psychosis: Epidemiologic Evidence », Biol Psychiatry, 2016, p.79, 549-556.
[8] P. Mura, B. Brunet, L. Dujoury et coll., « L'augmentation des teneurs en THC dans les produits à base de cannabis en France : Mythe ou réalité ? », Anal. Toxi-col., 2001, p. 13, 75-79.

maladie est considérable ; il représente celui des hospitalisations, des équipes de soignants, des médicaments et de l'annihilation à vie de ses victimes.

Le cannabis est aussi une porte d'entrée vers d'autres drogues encore plus détériorantes. Ces dernières, loin de se substituer au cannabis (ce qui correspondrait à une escalade, où l'on abandonne une prise pour en saisir une autre) s'ajoutent à celui-ci, pour aboutir aux polytoxicomanies désormais si fréquentes.

Le département de la Creuse se transformerait en un Eldorado, vert de cannabis ; c'est le député LREM de ce département, cultivateur-éleveur (J.-B. Moreau), qui le dit !

Selon le rapport incriminé, cette légalisation du cannabis créerait 80 000 emplois. Cette utile précision demande quelques éclaircissements. Est-ce à dire que la mise en culture de terres en friche ferait affluer de nouveaux agriculteurs, créant de nouvelles vocations ? Ou ne serait-ce pas plutôt la reconversion dans la culture du cannabis d'agriculteurs déjà engagés dans d'autres types de cultures moins rémunératrices ?

Le rapport prévoit que le *shit* coûterait 9 € le gramme ; une chance pour le monde agricole qu'un produit ne soit pas soumis aux fluctuations des cours, comme celui des céréales, fruits, légumes, lait et viandes bovines…

« Cerise sur le gâteau », ou plutôt pompon sur le képi ou la casquette, cette légalisation ferait économiser un million d'heures de travail aux forces de l'ordre et ainsi 919 millions d'euros (pas 920) au budget de la Nation. « Jouez hautbois, résonnez musettes », rien que du bonheur et que du « *bénef* ». Mais *quid* alors des deux cent cinquante mille dealers qui vivaient assez confortablement du trafic de cannabis ? Est-ce

dans ce vivier que seront pêchés les 80 000 nouveaux cannabi-
culteurs attendus, après une formation préalable ; quant aux
autres, ils viendront s'intégrer au marché du travail. Pour Pôle
emploi, cela ferait 250 000 - 80 000 = 170 000 chômeurs de
plus. Pour ne pas céder à ce pessimisme, poussons plus avant.

Le « cannabis d'État » se devrait d'être sous-dosé en tétrahydrocannabinol (THC) par rapport aux produits actuellement en
circulation, l'État ne pouvant pas, décence minimale oblige et
toute honte bue, « *super shooter* » ses acheteurs. Les dealers auront
la bonne idée de proposer un cannabis plus fort. Celui qui prévaut aujourd'hui a un taux de THC 6,5 fois plus fort qu'il y a
trente ans. Cette inflation s'est réalisée à la demande des consommateurs. Pourquoi retourneraient-ils aux « tisanes »/« fumette »/« moquette »/« herbe » d'antan ?

Les gamins qui débutent de plus en plus tôt leur consommation de cannabis (au collège, en 5ᵉ) commenceront par le
cannabis d'État (transgressant, comme pour le tabac,
l'interdiction de la vente aux seuls mineurs), mais ils n'y resteront pas longtemps. En effet, l'usage et bientôt l'abus du
cannabis installeront une tolérance à son THC, c'est-à-dire une
diminution de l'intensité de ses effets, en particulier des effets
recherchés (euphorie, rire bête, ivresse, désinhibition). Pour
pallier cette tolérance, le cannabinophile accroîtra la quantité
de résine égrenée dans le tabac pour confectionner ses
« joints » ; puis il augmentera son nombre de joints quotidiens ;
enfin, il requerra un cannabis plus puissant, et c'est alors aux
dealers qu'il s'adressera.

Le prix du « cannabis d'État », dans une démarche vertueuse, ne sera pas bradé, afin de limiter un peu son attractivité
pour le consommateur ; le rapport de « nos » économistes l'a
déjà fixé à 9 € le gramme. C'est alors que le dealer proposera
des produits plus forts et moins chers.

La légalisation nouvelle permettra aux dealers d'évoluer en quasi liberté ; puisque Police et Gendarmerie devront « regarder ailleurs ».

Si, dans ce nouveau contexte, les ventes « au noir » du cannabis venaient à diminuer, les dealers sauraient compléter leurs revenus par la vente de cocaïne (qui se sniffe ou s'injecte) ou de crack (la cocaïne qui se fume et dont le pouvoir d'accrochage est encore plus puissant que cette première). Ils pourraient aussi vendre de l'ecstasy, des amphétamines, des cathinones, des morphiniques, de l'héroïne, évidemment de la buprénorphine à haut dosage (le trop fameux Subutex® ; « *Subu* » pour les intimes). Depuis 20 ans qu'il est sur le marché comme « médicament », ce « *Subu* » fait l'objet de détournements aussi fréquents que scandaleux, qui laissent désarmées les « autorités » de notre pays[9].

Ne faudra-t-il pas alors continuer de mobiliser d'importantes forces de police pour entraver ces trafics ? Pour répondre par la négative, appliquant le principe de la « réponse à tout » de nos « décideurs », ils décideront de la légalisation de toutes les drogues. Ainsi fonctionne la stratégie du « pas tout le même jour ». Cette extension aux autres drogues sera alors justifiée dans les mêmes termes que pour le cannabis aujourd'hui (« ainsi, quand on nous dit gérer, cela signifie attendre que ce soit digéré, pour en remettre une bonne louche »). Plusieurs voix s'élèvent déjà, dont celles des « addictologues à contre-emploi », précédemment évoqués, pour prendre date dans cette revendication.

---

[9] J. Costentin, Prise en charge pharmacologique de la dépendance à l'héroïne – dysfonctionnements, détournements, comment les corriger, *Bull. Acad. Natle. Méd.*, 2016, 200, 4-5, 793-806.

La gestion française des deux drogues licites – tabac et alcool – loin d'être exemplaire, est proprement catastrophique.

La nicotinomanie a recruté plus de 13 millions de fumeurs irrépressibles ; elle tue chaque année 75 000 d'entre eux et fait de nombreux handicapés, essentiellement du fait de sa toxicité physique. Les collégiens s'y essaient dès la sixième, 70 % des buralistes ne respectent pas l'interdiction de vente de tabac aux mineurs ; la cigarette électronique constitue même chez eux une voie d'entrée dans le tabagisme.

L'alcoolomanie a recruté entre 4 et 5 millions d'alcoolodépendants, incapables de se priver de toute consommation de boisson alcoolique un jour par semaine ou par quinzaine ; avec, parmi ceux-ci, quelques centaines de milliers d'alcooliques consommant chaque jour des quantités extravagantes d'alcool. L'alcool est responsable chaque année en France de 41 000 décès, de nombreuses pathologies physiques et psychiques non létales, de ruptures amicales, sociales, professionnelles, familiales, de violences, d'accidents, de délits, d'abêtissement, de « clochardisation »…

Les pouvoirs publics s'affichent préoccupés des méfaits de ces deux drogues licites, qu'ils ne parviennent ni à faire régresser ni même seulement à contenir. C'est dans un tel contexte que Matignon laisse, disons, « fuiter » ce rapport qui s'ajoute aux nombreuses conneries du même genre qui, telles les trompettes de Jéricho, s'appliquent à effondrer les murailles lézardées protégeant mal, mais protégeant encore, des drames des toxicomanies.

Contrairement aux allégations du fallacieux « rapport Roques[10] », produit à la demande de B. Kouchner (alors secrétaire d'État à la Santé), qui se dévoile et se répand impudem-

[10] BP. Roques, *La dangerosité des drogues – Rapport au Secrétariat d'État à la Santé*, Paris, Odile Jacob/La Documentation française, 1999, 318 pages.

ment en faveur de la légalisation de toutes les drogues[11], tout démontre désormais que le cannabis n'est pas une drogue douce et que sa toxicité ainsi que son pouvoir addictif sont considérables ; ces éléments très péjoratifs l'emportant nettement sur ceux caractérisant les deux drogues licites.

Pour les économistes auteurs de ce rapport, adeptes de Vespasien, l'argent pourrait avoir l'odeur du *shit* (au sens de la traduction anglaise de ce terme utilisé par ses consommateurs, attestant qu'ils ne nourrissent pas de grandes illusions sur cette drogue).

Des lobbyistes sillonnent les couloirs de l'Assemblée nationale, du Sénat, ils pourraient avoir leurs entrées dans certains ministères, et peut-être même à Matignon, pour y subvertir l'esprit des « décideurs ».

C'est aux citoyens, non encore intoxiqués par les médias ni par la drogue, qu'il faut s'adresser, en les informant, en mobilisant leur bon sens, leur clairvoyance, leur capacité à résister aux grossières manipulations médiatiques à l'œuvre, en faisant appel à leur libre arbitre par rapport à la doxa qui voudrait prévaloir, afin que nous puissions faire obstacle à l'irréparable.

Pour conclure, reprenons la formule séminale du Centre national de Prévention, d'Études et de Recherches sur les Toxicomanies (CNPERT) : « *S'il est important de se préoccuper de l'état de la planète que nous léguerons à nos enfants, il l'est plus encore de se préoccuper de l'état des enfants que nous léguerons à notre planète.* »

---

11 B. Kouchner, P. Aeberhard, JP. Dalouède, B. Lebeau et W. Lowenstein, *Toxic – Le combat des 5 médecins de la drogue*, Éd. Odile Jacob, 2018.

– 8 –

De futurs parents qui fument du cannabis transmettront à leurs enfants une vulnérabilité aux drogues

À l'adolescence, les enfants dont les parents étaient consommateurs de drogues en consomment plus souvent que les enfants issus de parents qui n'en consommaient pas. Nul ne s'en étonnait, en raison du « mauvais exemple » donné par les parents consommateurs à leur(s) enfant(s), de l'absence de mise en garde et de pédagogie, auxquels s'ajoute un accès plus facile à des drogues que les parents peuvent laisser traîner. La presse a fait état de l'accueil aux urgences pédiatriques de bambins ayant mangé du haschisch... Ces différents arguments, tous pertinents, suffisaient à expliquer ce constat, jusqu'à ce que des travaux y ajoutent l'intervention de facteurs d'origine épigénétique. L'importance des effets épigénétiques du cannabis justifie que l'on s'y intérese enfin. Les premières études datent de près de 10 ans ; elles ont été réalisées par l'équipe de Yasmin Hurd (Mount Sinaï Institute of Addictology, New York, USA). Elles ont été suivies de diverses autres et l'on peut s'étonner qu'elles ne soient pas encore portées à la connaissance du public, eu égard à leur importance.

L'épigénétique correspond, non pas à la modification du programme des gènes qui conditionnent nos différents caractères (notre génotype), mais à la modification de l'intensité d'expression de ces gènes, et ainsi à leur expression (notre phénotype). Un exemple très parlant de facteur épigénétique est celui qu'exerce la température sur l'évolution des œufs de tortue : un froid relatif fait s'exprimer davantage les gènes qui conditionnent l'évolution vers le sexe mâle, tandis que la chaleur fait évoluer les œufs vers le sexe femelle.

Chez des femmes enceintes qui consommaient du cannabis, donc du tétrahydrocannabinol/THC (l'agent toxicomanogène du cannabis), et qui vraisemblablement s'y adonnaient déjà avant leur grossesse, les fœtus, issus d'avortements survenus vers la vingtième semaine de la gestation présentaient une nette diminution du nombre des récepteurs de la dopamine, du type D_2, dans leur noyau accumbens. C'est dans ce petit noyau cérébral que la stimulation des récepteurs D_2 opérée par la dopamine (« le neuromédiateur du plaisir »), fait éprouver la sensation de plaisir que suscitent de nombreux stimuli. L'intensité du plaisir ressenti est liée au nombre de récepteurs D_2 stimulés par la dopamine. Si ces récepteurs sont raréfiés, une compensation peut être obtenue par une libération plus intense de dopamine, qui stimule alors une plus forte proportion de ces récepteurs D_2. Intensifier la transmission dopaminergique dans le noyau accumbens correspond typiquement à ce que font les drogues, toutes les drogues ; au point que cet effet correspond à leur signature neurobiologique. Ainsi, c'est aux drogues que s'adresseront les adolescents affectés d'une diminution des récepteurs D_2 dans leur noyau accumbens, malheureux héritage légué par leur mère ayant consommé du cannabis pendant leur gestation.

Hurd et coll. ont transposé cette situation chez le rat. Ils ont constaté que les ratons nés de rates traitées pendant leur gestation par le THC présentaient, eux aussi, une raréfaction des récepteurs D_2 de la dopamine, dans leur noyau accumbens, et manifestaient une appétence accrue pour les drogues morphiniques.

Ces mêmes chercheurs ont étudié les effets du THC qu'ils administraient pendant 21 jours (un jour sur trois) à des rats adolescents mâles et femelles ; ces administrations étaient ensuite arrêtées pendant 15 jours (afin d'éliminer le THC stocké dans leur organisme) avant leur accouplement. Ils ont observé dans le noyau accumbens de leurs progénitures une diminution des récepteurs D_2 de la dopamine. Ces rats manifestaient, dans une épreuve dite « de place préférence », une plus grande appétence pour les drogues morphiniques. Dans d'autres expériences, les rats issus de parents ayant consommé du cannabis, qui pouvaient s'auto-administrer de la morphine en appuyant sur une pédale, le faisaient avec une grande véhémence ; exprimant ainsi leur plus vive appétence pour cette drogue.

Le mécanisme à l'origine de cette réduction de l'expression du gène codant les récepteurs D_2 a été précisé. Il correspond à des modifications des histones qui sont le support de l'ADN du gène codant le récepteur D_2 (ces histones associées avec l'ADN forment la chromatine). La structure de la chromatine peut être modifiée par la greffe de groupements acétyle : $-CH2-COOH$; ou de groupements méthyle : $-CH3$, ce qui affecte la copie du plan que constitue l'ADN (transcrit en un ARN messager), pour réaliser la protéine spécifique d'un caractère, en l'occurrence la synthèse des récepteurs D_2.

Détournant une formule du *Livre d'Ézéchiel*, on pourrait dire : « Les parents ont fumé le cannabis vert et leurs enfants en ont eu les neurones agacés. »

Laisser s'exposer librement au cannabis/THC une large population d'individus en âge de procréer accroîtra le nombre d'enfants porteurs d'une vulnérabilité accrue aux drogues, qui s'exprimera à partir de l'adolescence. L'augmentation inquiétante du nombre d'adolescents s'adonnant aux drogues est sans doute (au moins en partie) liée à l'accroissement du nombre de parents qui étaient consommateurs de cannabis à la période de leur conception. La France est le tout premier consommateur de cannabis parmi les 28 États membres de l'Union européenne. À l'heure où l'on se réfère si facilement au principe de précaution, le cannabis justifie, de toute urgence, sa mise en œuvre.

– 9 –

Effets épigénétiques du cannabis aux conséquences potentiellement graves et curieusement occultées
(bis repetita, en raison de l'importance du sujet)

Une course de vitesse se joue entre les tenants de la légalisation du cannabis, pressés de commettre l'irrémédiable et ceux, peu nombreux, qui veulent informer sur les méfaits de cette drogue et expliquer pourquoi sa légalisation serait un drame sanitaire, une mise en danger d'autrui.

Revenons ici sur les effets épigénétiques du THC, car malgré leur grande importance, ils sont occultés et donc méconnus. Alors que les premières études du groupe de Yasmin Hurd sur ce sujet datent de près de 10 ans, nombreux sont ceux qui n'en ont jamais entendu parler ! De là notre insistance à communiquer sur ce sujet. Même en le simplifiant, ce sujet est complexe ; cette deuxième présentation, après la précédente, pourra accroître les chances de le faire comprendre.

Tous nos caractères apparents (phénotype) sont conditionnés par notre programme génétique (génotype), qui a pour support l'acide désoxyribonucléique (l'ADN) qui constitue nos gènes (tels les plans à l'origine de ces caractères) contenus dans le noyau de chacune de nos cellules. Chaque gène est à l'origine de l'expression de chacun de nos caractères. Les mutations (spontanées ou provoquées) de cet ADN modifient le plan originel et sont transmissibles à notre descendance ; elles peuvent modifier profondément nos caractères.

Certains de nos caractères peuvent être modifiés, non par un mécanisme génétique (par une mutation), mais par un mécanisme épigénétique (« au-dessus du gène »). Il ne s'agit pas alors d'une modification de l'ADN d'un gène (affectant le plan caractéristique de ce caractère, fait de la succession de bases puriques et pyrimidiques qui, 3 par 3, correspondent à la mise en place d'un acide aminé défini, dans la protéine finale), mais d'une modification du support de ces gènes qui, en association à l'ADN, forme la chromatine. Ce support est constitué de protéines spéciales, les histones. Ces histones peuvent être modifiées par la greffe de certains radicaux chimiques, tels des groupements méthyle ($-CH_3$) ou acétyle ($-CH_2-COOH$). La greffe de groupements méthyles (la méthylation) ou la greffe de radicaux acétyles (l'acétylation), sur des acides aminés différents (lysine ou arginine) de chaque histone, peut être induite par différents agents. Une autre modalité d'effet épigénétique réside dans la méthylation d'une base (cytosine) de l'ADN, sans changer la nature du message. Le THC du cannabis est un des agents capables d'affecter ces greffes. S'ensuivent des modifications de la structure de la chromatine, qui affectent la facilité (expression) ou au contraire la difficulté (répression) de copier l'ADN de ces gènes, en ARN messagers (ARNm) ; ces copies (faites d'ARN) du plan constitué par l'ADN sortent du noyau de la cellule et permettent (dans les ribosomes du cytoplasme) l'édification de la protéine qui est le support d'un caractère.

Les chercheurs de l'équipe de Y. Hurd se sont intéressés aux effets épigénétiques du THC. Ils ont montré qu'il provoque (entre autres modifications) la méthylation d'histones associées au gène codant le récepteur de la dopamine du type D_2, qui s'en trouve réprimé. Ainsi, les enfants de parents consommateurs de cannabis présentent une raréfaction de leurs récepteurs D_2, dans une structure cérébrale : le noyau accumbens. Comme c'est à la stimulation de ces récepteurs D_2 qu'est associée la perception du plaisir (dont chacun de nous a un besoin impérieux), les individus dont ces récepteurs D_2 sont raréfiés, pour éprouver du plaisir, doivent exposer ces récepteurs D_2 à une plus haute concentration de la dopamine libérée par les neurones dopaminergiques qui se terminent dans ce noyau accumbens. Les drogues, toutes les drogues (c'est d'ailleurs leur caractéristique neurobiologique), élèvent la concentration synaptique de cette dopamine («l'amine du plaisir») dans le noyau accumbens. Ceci explique la plus vive appétence pour les drogues des individus dont les récepteurs dopaminergiques D_2 sont raréfiés et ainsi leur vulnérabilité aux toxicomanies.

En conclusion, les individus en âge de procréer qui consomment du cannabis exposent leurs gamètes (spermatozoïdes, ovules) aux effets épigénétiques du THC. Ces effets épigénétiques produisent chez leurs descendants une sous-expression des récepteurs D_2 dans leur noyau accumbens, qui est à l'origine de leur plus vive appétence pour les drogues et, partant, de leur vulnérabilité à en consommer dès l'adolescence.

Un libre accès au cannabis des individus en âge de procréer pourra faire de leurs enfants des toxicomanes, dit plus crûment des « camés ».

C'est également par de semblables modifications épigénétiques qu'on explique certains aspects des perturbations cognitives induites par le cannabis, ou encore des perturbations du système immunitaire, ainsi que le développement d'affections psychiatriques, tels l'autisme et la schizophrénie.

Une étude récente (Schrott et coll., *Epigenetics 2020*, 15, 161-73) montre que la consommation de cannabis, à raison d'un joint par semaine, pendant les 6 mois qui ont précédé l'étude, modifie la méthylation de l'ADN des spermatozoïdes de ses consommateurs ; cela concerne (entre autres gènes) le gène qui code une protéine (DLGAP2) impliquée dans la transmission synaptique (entre deux neurones). Cette protéine est modifiée dans l'autisme ainsi que dans la schizophrénie. La transposition au rat de l'intoxication humaine par le THC a permis d'observer chez les ratons, issus de leur reproduction, une modification de cette protéine DLGAP2 dans leur noyau accumbens ; ce qui atteste de son caractère transmissible à la première génération de ces animaux.

Récemment, dans la revue de l'académie des sciences américaine, Scherma et coll., (P.N.A.S., 2020, 18, 9991-10002), ont montré qu'une exposition au THC de rats adolescents modifiait différents paramètres de leur réponse ultérieure à la cocaïne. Ces modifications de nature épigénétique se traduisaient par des modifications : de la réponse comportementale à la cocaïne ; de l'expression de plusieurs gènes (transcriptomiques) ; ainsi que la production de diverses protéines (protéomiques). Cette étude donne une explication neurobiologique à l'escalade des toxicomanies que certains contestent encore en dépit des constats communs. La consommation de cannabis à l'adolescence modifie la perception que le sujet aura ultérieurement d'autres drogues, avec un accroissement du « plaisir »/de « l'effet de récompense » qu'il en ressentira ; ce qui accroîtra son appétence pour ces drogues.

Ce n'est qu'avec une parfaite connaissance de l'ensemble de ces données que les « décideurs » pourraient envisager d'éventuelles modifications de la législation sur le cannabis. Pour qu'ils aient accès à ces données, il faut déchirer l'écran érigé par les médias, qui les leur cachent. Informés ils ne pourront plus se réfugier derrière l'ignorance (« on ne savait pas »). S'ils ne font rien de ces données, ils pourront être tenus pour responsables et coupables de la mise en danger d'autrui.

Le cannabis peut non seulement affecter plus ou moins gravement ses consommateurs (physiquement et psychiquement, au point même de les tuer), et il peut en outre affecter leur descendance.

– 10 –

La séméiologie de la consommation de cannabis

Il est important que parents et éducateurs connaissent les principaux signes qui peuvent faire évoquer la consommation de cannabis d'un adolescent. Hormis la preuve absolue que constitue la présence de cannabinoïdes dans les urines, il convient d'insister sur le fait qu'aucun des signes que l'on va évoquer, considéré isolément, ne permet de conclure à une consommation de cette drogue.

La suspicion ne saurait constituer la base de l'éducation ; néanmoins, l'éducation implique une vigilance certaine, à la mesure de l'attention que l'on doit porter à un être cher ; une cécité pouvant être dommageable.

Une suspicion se justifie lorsque sont réunis plusieurs signes parmi les suivants :

– Il a changé de copains/elle a changé d'amies.

Il/elle a rompu, ou du moins s'est éloigné(e) de ses copains/amies d'avant ; ceux/celles que l'on connaissait bien, qui venaient à la maison. On ne connaît pas les nouveaux/nouvelles, car ils/elles ne s'approchent jamais du foyer familial.

– À la maison, il ne parle jamais de drogues et surtout pas du cannabis ; il élude toute tentative d'aborder ce sujet.

C'est d'autant plus surprenant que les jeunes en parlent beaucoup entre eux. Ne voudrait-il pas détourner l'attention de ce sujet, pour ne pas prendre le risque d'ouvrir les yeux de ses parents sur certaines pratiques ?

– Il a modifié l'organisation de son budget, et ses besoins d'argent de poche se sont accrus.

Il n'achète plus son hebdomadaire favori ; il n'acquiert plus chaque mois le CD d'un groupe musical ou d'un de ses chanteurs préférés.

Où peut bien passer l'argent de poche qu'il gérait jusqu'alors avec parcimonie ?

– Il s'est fait voler son blouson de marque/de prix.

Il demande son remplacement par un autre, d'un prix non moins élevé que celui qui a disparu (ne l'aurait-il revendu ?).

– Du porte-monnaie maternel, l'argent file à vive allure.

« C'est fou ce que tout augmente », exprime Maman, tandis que Papa se perd en conjecture sur ce qu'est devenu le billet de 100 euros qu'il avait, tel un écureuil, caché au fond du tiroir de son bureau (ça ne peut pas être la femme de ménage, à leur service depuis de nombreuses années, pas elle, pas ça !).

– Les discussions se font rares, très vite elles tournent court.

« Arrête, tu me prends la tête » ; « j'en sais rien et ça m'est égal » ; les échanges se font rares et de plus en plus pauvres. On évacue les sujets qui autrefois donnaient lieu à de vrais débats : religion, société, politique, écologie, histoire, jugements sur un film de la télévision, sur un livre (d'ailleurs, il ne lit plus), sur un animateur, sur un homme politique, sur ses profs…

Au cours des rares discussions, il « passe du coq à l'âne » ; il cherche souvent ses mots, ses propos sont assez décousus ; son élocution est traînante.

Il rit souvent bêtement, sans raison objective.

Il se met parfois « en boule » pour des broutilles.

Il se tient à distance de son interlocuteur, comme s'il craignait que son haleine exhale l'odeur de la fumée de cannabis (dit trivialement, il a peur « de refouler du goulot »).

– De temps à autre, il a les yeux rouges.

Comme s'il avait pleuré, ou s'était frotté les yeux, ou avait un début de conjonctivite ; cette rougeur conjonctivale disparaît en quelques heures, quand s'éloigne le moment de son dernier joint (le THC a des effets dilatateurs sur les vaisseaux de la conjonctive oculaire). Son regard a perdu de sa vivacité antérieure, la mobilité de ses yeux semble rare et ralentie, sa paupière supérieure est un peu abaissée (ptosis).

– Il s'est acheté une pipe à eau.

Elle trône sur une étagère, comme un élément décoratif ; l'examinant de plus près, on peut voir qu'il y a un peu d'eau au fond, et quand on la renifle, on perçoit une drôle d'odeur.

Le soir, on est surpris que de l'air frais passe sous la porte de sa chambre ; il a ouvert sa fenêtre, alors que c'est un frileux. En fait, il fume à la fenêtre pour évacuer la fumée.

– Il s'est mis à fumer du tabac à rouler.

Il fume à l'extérieur de la maison ; ses parents tout comme ses frères et sœurs ne fumant pas, il n'est pas question de laisser le loup tabac entrer dans la bergerie. Il a également acheté une boîte à rouler les cigarettes. En fait, les buralistes vendent de grandes feuilles de papier à cigarette qui ne sont utilisées que pour rouler des « pétards » ; cigarettes grossières faites avec des éléments végétaux du chanvre indien (fleurs, fragments de feuilles et de rameaux). Le papier à cigarette de format traditionnel sert à rouler du tabac dans lequel a été égrenée de la résine de cannabis/shit/haschisch, i.e. à confectionner des « joints ».

– Il était ponctuel, il est maintenant souvent en retard.

Au lycée, cela donne lieu à des notifications sur le carnet ; il « loupe » le bus, il arrive parfois avec beaucoup de retard à la maison, sans fournir d'explications convaincantes.

– Le carnet des notes révèle un effondrement manifeste.

Cela concerne à peu près toutes les matières, ce qui ne peut être imputé à un « prof » en particulier, pour lequel il n'aurait pas « d'atomes crochus ». En fait de travail à la maison, il rêvasse.

– Il manifeste un désintérêt nouveau pour sa coiffure, pour ses vêtements, pour certains de ses objets, pour son hygiène corporelle.

Cela concerne également sa bicyclette qui était autrefois l'objet de toutes ses attentions ; maintenant, ses pneus sont mal gonflés, une sacoche pendouille du porte-bagage, le cadre est sale.

– Il répugne désormais aux week-ends et aux vacances en famille, même si l'on invite un de ses copains.

Il va passer une nuit ou deux chez un copain et on apprend qu'une *rave party* s'est tenue dans la région.

– La maman « fouineuse » explore de fond en comble l'armoire de la chambre.

Elle peut y trouver un sachet rempli d'une sorte de tisane ; mais que fait-il avec ça (herbe/beuh/marijuana ?)

Elle peut y trouver une tablette d'un produit qui ressemble un peu à du chocolat, mais qui n'en a ni la couleur, ni le grain, ni le goût, ni l'odeur.

L'analyse de ces échantillons par le laboratoire de biologie clinique conclut que « la tisane » correspond à du chanvre indien, avec ses fleurs femelles (les plus riches en THC) la marijuana et pour la « tablette » qu'il s'agit de résine de cannabis, i.e. de haschisch/de shit.

Alors, les doutes ne sont plus permis. Il est urgent de rétablir le dialogue, afin de faire avouer cette consommation ; de faire préciser les doses consommées, sa fréquence et la durée ? Si la dénégation est totale, pour trancher, on peut proposer de faire effectuer dans les urines la recherche des cannabinoïdes ; analyse qui se pratique d'une façon quasi extemporanée.

64

– 11 –

Interview de J. C.
par un journaliste (G.B.)
pour un magazine dont le nom sera tu

(Les noms de G.B. et du magazine seront tus pour ne pas leur faire de publicité ; le journaliste n'ayant extrait de cette longue interview que 5 lignes, qu'il a noyées dans un article de 4 pages, d'une tonalité opposée à mes propos.)

G. B. : *Êtes-vous opposé à la légalisation du cannabis sur un plan récréatif, sur un plan thérapeutique ou sur les deux ?*

J.C. : Je suis opposé à ces deux types de légalisations : le cannabis est fallacieusement qualifié de « thérapeutique » ; fallacieusement car, en l'état des connaissances, l'adjectif thérapeutique n'est pas justifié. C'est le faux-nez, le cheval de Troie, du cannabis « récréatif » dont on sait que « la récré » peut souvent mal se terminer. Tous les États qui ont légalisé le cannabis récréatif l'ont préalablement, telle une figure imposée, travesti en médicament.

G.B. : *Quelles sont vos raisons à l'origine de cette double opposition ?*

J.C. : Permettez que je réponde successivement sur chacune d'elles.

S'agissant du cannabis dit « thérapeutique », je vous convie à prendre connaissance d'un récent communiqué de l'Académie nationale de Pharmacie, qui réunit en matière d'expertise sur les médicaments d'une part, et sur les toxicomanies d'autre part, les meilleurs experts nationaux, dont plusieurs d'entre eux ont même une notoriété internationale.

Que dit en substance ce communiqué : *« L'Académie nationale de Pharmacie met en garde contre une banalisation de préparations de cannabis qui trompe les attentes des patients en les faisant abusivement passer pour "thérapeutiques". »*

Depuis des décennies, l'accès d'une molécule à la dignité de médicament repose sur son rapport bénéfices/risques ; les bénéfices thérapeutiques que le patient pourrait retirer de son utilisation sont mis en balance avec les risques qu'on lui ferait prendre en lui prescrivant ce médicament. Ce n'est jamais sans aucun risque que l'on introduit dans l'organisme une molécule qui lui est étrangère.

Si plusieurs effets sur l'organisme de tel ou tel composant du chanvre indien (en particulier le THC ou le CBD) sont avérés, leur intensité est modeste ; de plus, un certain nombre d'entre eux s'épuisent au fil des utilisations (tolérance). Dans les indications alléguées, ces molécules ne font pas mieux et souvent moins bien, que les médicaments actuellement disponibles. Ces molécules persistent très longtemps dans l'organisme (en raison de leur très grande solubilité dans les graisses/lipides), ce qui est considéré comme un inconvénient. Elles agissent simultanément sur de très nombreuses fonctions, alors qu'on demande à un vrai médicament d'agir spécifiquement sur une seule. C'en est fini depuis longtemps des thériaques et autres panacées !

Dans un dessein thérapeutique, on ne devrait pas parler de cannabis. Ce chanvre indien est en effet un mélange, en proportions variables, de très nombreuses substances, parmi lesquelles on dénombre près d'une centaine de molécules réunies sous le vocable de « cannabinoïdes », qui ont entre elles une parenté chimique, mais qui peuvent différer considérablement quant à la nature et à l'intensité de leurs effets. De plus, dans l'organisme, les unes peuvent se transformer en d'autres. Il a ainsi été montré que le cannabidiol (CBD) qui semblait exempt des méfaits connus du tétrahydrocannabinol (THC) se transforme en ce dernier, au contact de l'acidité du liquide gastrique ; une telle transformation est discutée quand le CBD est fumé.

Depuis des décennies, la pharmacologie, la thérapeutique ne recourent plus qu'à des substances pures, soit de synthèse, soit éventuellement extraites du végétal. Exit les « soupes végétales » d'autrefois ; « végétal varie, bien fou qui s'y fie »…

S'agissant des risques que peut faire encourir l'usage des cannabinoïdes, soulignons qu'ils sont nombreux à la mesure de leur manque de spécificité d'action ; avec une large variété d'effets latéraux, dont certains sont franchement adverses.

Excluons l'usage du cannabis fumé. Cela fait un demi-siècle que la pharmacopée s'est débarrassée des cigarettes thérapeutiques, car la combustion de tout végétal produit des goudrons irritants et cancérogènes pour les sphères ORL et broncho-respiratoire.

Le tétrahydrocannabinol/THC, à propos duquel ses utilisateurs ne tarissent pas d'éloges, est puissamment toxicomanogène, ce qui pollue considérablement leur appréciation de ses effets ; d'ailleurs, leur jugement contraste notablement avec celui qu'effectuent plus objectivement leurs médecins.

Tel patient qui voudrait apaiser une douleur par le THC n'a pas besoin qu'il accroisse son appétit ; qu'il engendre une ivresse incompatible avec la conduite d'engins à moteur ; qu'il induise une relaxation musculaire ; qu'il diminue sa vigilance ; qu'il perturbe sa mémoire à court terme (sans laquelle ne peut se constituer une mémoire à long terme, c'est-à-dire une culture) ; qu'à doses élevées, il déclenche un état délirant (pensée coupée du réel) et des hallucinations (perceptions erronées, irréelles) ; qu'il en devienne dépendant/« accro » et qu'il ne puisse plus arrêter sa consommation, alors qu'ont pourtant disparu les troubles qui avaient motivé sa consommation ; qu'il suscite une tolérance (c'est-à-dire une diminution de l'effet) le conduisant à augmenter la dose et la fréquence de ses administrations et qu'il entre alors dans une course-poursuite entre la posologie qu'il lui faut accroître et l'effet recherché qui caracole en tête, au point de lui donner l'envie de recourir à une drogue plus puissante, en particulier à un morphinique. C'est en suivant une telle trajectoire que s'est développée aux USA la « crise des opioïdes », responsable l'année passée de 72 000 morts.

G.B. : *Estimez-vous que la légalisation du cannabis aurait plus d'effets néfastes que positifs ?*

J.C. : S'agissant maintenant de la légalisation du cannabis récréatif, mon opposition est encore plus vive que celle que je viens d'exprimer sur le cannabis abusivement qualifié de « thérapeutique ».

Notons d'abord que notre pays est confronté à une véritable épidémie cannabique ; parmi les 28 États membres de l'Union européenne, nous sommes, et de loin, les plus grands consommateurs de cette drogue. Elle frappe de plus en plus précocement, dès le collège. Alors que la législation en vigueur devrait être dissuasive, puisque le contrevenant s'expose théoriquement à une année de prison et/ou à 3 500 € d'amende, un million et demi de nos concitoyens bravent cet interdit, en consommant au moins dix « joints » (résine de haschisch égrenée dans du tabac) par mois, ou dix « pétards » (constitués de la plante elle-même, surtout de ses fleurs femelles, les plus riches en THC). Un tel niveau de consommation assure une imprégnation permanente de l'organisme en THC. Il est évident que la levée de son interdiction, par une encore plus grande disponibilité (le produit « d'État » s'ajoutant à celui des dealers qui le proposeront à un prix plus bas avec une teneur plus élevée en THC), fera exploser le nombre des consommateurs. Dans une enquête sommaire que j'avais effectuée auprès de lycéens et de collégiens qui se déclaraient non-consommateurs de cannabis, je les interrogeais sur les raisons de leur abstention ; 60 % d'entre eux s'en abstenaient car ils étaient convaincus de sa toxicité, et les 40 % autres s'en abstenaient en raison de son interdiction. Cela doit nous inciter à informer davantage sur ses dangers (ce que nous faisons depuis bientôt 20 ans) et à recommander avec force le maintien de la prohibition ; en la faisant mieux connaître, en l'expliquant, en la justifiant et en l'appliquant, non pas au maximum de sa rigueur, mais avec les nuances dictées par les circonstances, à l'opposé du « classement sans suite » trop systématiquement pratiqué. Une attention particulière devrait être portée à l'injonction de soins, afin de sevrer le toxicomane de sa drogue.

Le caractère licite du tabac a recruté en France 13 millions de fumeurs, dont 75 000 en meurent chaque année ; la licité de l'alcool a recruté 4,5 millions de sujets « alcoolo-dépendants », parmi lesquels quelques centaines de milliers d'« alcooliques », dont 41 000 meurent chaque année. On est très au-dessus des 3 500 morts annuels de la route, qui bénéficient, eux, de l'exceptionnelle attention des pouvoirs publics.

Suivait alors dans l'interview l'énumération des méfaits physiques, psychiques et sociétaux déjà évoqués dans les chroniques précédentes, que je concluais comme suit :

Je synthétise et condense mon propos. Le cannabis est une drogue ; il est toxique pour le corps, comme le tabac et l'alcool ; il est très délétère pendant la grossesse, en particulier pour l'enfant qui en naîtra ; c'est un grand perturbateur du psychisme, à un niveau qui se situe au-delà de celui de l'alcool. Ayant désormais une bonne connaissance des méfaits du tabac et de l'alcool, et constatant notre incapacité à nous en affranchir, qui peut admettre, en conscience, leur adjoindre le cannabis, qui aggraverait considérablement les désastres qu'ils causent. Halte au feu !

G.B. : *Vous avez vu que dans les projets de légalisation, des garde-fous ont été prévus, tels l'interdiction de la vente aux mineurs, le développement de campagnes de prévention, des garanties également sur la qualité des produits vendus par l'État. Vous ne croyez pas en leur efficacité ?*

J.C. : Comment pourrais-je y croire, ayant sous les yeux, grandeur nature, les drames du tabac et de l'alcool ? L'interdiction de la vente du tabac aux mineurs n'est pas respectée par une majorité des buralistes ; le tabac, au collège, démarre dès la sixième ; les premières ivresses sont de plus en plus précoces et fréquentes, avec les « bitures expresses »/alcoolisations aiguës, les comas éthyliques.

Comment imaginer que cette légalisation permettrait des campagnes de prévention ? Quand le coup est parti, rien ne l'arrête. C'est avant d'imaginer une éventuelle légalisation qu'il faut les faire. Sinon, c'est mettre la charrue avant les bœufs. La « prévention » en matière de tabac et d'alcool constitue, passez-moi l'expression, « un bide exceptionnel » ; aussi est-il d'une complète indécence de s'en prévaloir !

Quant à la qualité des produits vendus par une régie d'État, ils seront évidemment boudés par les consommateurs ; les dealers ont encore de beaux jours devant eux. Ces produits d'État seront peu dosés en THC, pour tenter de « limiter la casse » ; bien moins dosés en tous cas que ceux qui prévalent aujourd'hui. Leur teneur en THC, sous la pression des consommateurs, en une trentaine d'années, a été multipliée d'un facteur 6,5. Qui peut croire que les consommateurs sont prêts à revenir aux tisanes qui prévalaient il y a une trentaine d'années ? Le cannabis d'État sera boudé aussi en raison de son prix qui devrait être élevé, à des fins de dissuasion et pour assurer des rentrées fiscales (en un temps où le paquet de cigarettes doit atteindre 10 €). Abandonnons les espoirs d'un arrêt du trafic, avec des dealers reconvertis dans l'éducation, la prévention, la vente de sorbets en période de canicule et de muguet au 1ᵉʳ mai. Si leur vente de cannabis venait à diminuer, pour compenser leur manque à gagner, ils accroîtraient leurs ventes de « *crack* », de « *coke* », d'héroïne… Dans ce contexte, oublions aussi que la police et la gendarmerie seraient dégagées de la traque aux dealers.

G.B. : *Comment en est-on arrivé à ce niveau exceptionnel de consommation ? Quelles solutions préconisez-vous ?*

J.C. : Répondre à votre question revient à dessiner les moyens de sortir par le haut de ce grave problème et non par le fond, c'est-à-dire en mettant en œuvre la vraie mauvaise idée d'une légalisation de cette drogue. On notera au passage que ceux qui militent pour cette légalisation du cannabis requièrent déjà celle de toutes les autres drogues.

Le cannabis a été constamment banalisé ; les informations scientifiques, accumulées depuis la loi de 1970 qui prohibe cette drogue, vont pourtant toutes dans le sens de sa justification ; elles invitent à l'appliquer sans faiblir, afin de protéger l'Homme et particulièrement les jeunes, les plus vulnérables, sur lesquels cette drogue s'est abattue. Des preuves de sa nocivité, multiples et convergentes, de nature scientifique, médicale, clinique, épidémiologique se sont accumulées. Comme elles dérangeaient les militants de sa légalisation, elles devaient être fausses ; ainsi ont-elles été dissimulées, déformées, contredites, raillées avec la plus parfaite mauvaise foi. Par contre ont été exaltées les broutilles, les anecdotes, qui servaient la cause de la légalisation, qui satisfaisaient les appétits de lucre des uns et l'addiction des autres.

Les États qui ont franchi le pas de la légalisation ont été mis au pinacle, en n'évoquant ni les bilans négatifs ni les marches arrière discrètes.

L'Éducation nationale consacre au mieux deux heures d'enseignement sur les drogues et toxicomanies. Ces exposés sont souvent effectués par des représentants de la police nationale ou de la gendarmerie ; leur action doit être saluée ; cependant, ils se limitent au rappel de la loi, ce qui est très insuffisant. L'Observatoire européen des drogues et toxicomanies (OEDT) vient d'ailleurs de décerner un carton rouge à la France pour ses insuffisances criantes en matière de prévention. La Suède y consacre une quarantaine d'heures, réparties depuis la maternelle jusqu'à l'Université. La législation prohibitive dont elle s'est dotée est voisine de la nôtre, mais elle y est rigoureusement respectée. Aujourd'hui, la Suède peut s'enorgueillir de compter (en proportion bien sûr) dix fois moins de toxicomanes que la moyenne européenne.

Des « personnalités », que les médias ont vite promues comme diapasons et métronomes pour concevoir l'évolution de notre société, annoncent depuis 25 ans l'imminence de la légalisation du cannabis ; c'est ainsi que l'on a familiarisé une large proportion de la population avec l'inimaginable.

Des addictologues à contre-emploi, incapables de guérir de cette toxicomanie ceux qui s'y sont fait piéger, joignent leurs voix au chœur des militants pour la légalisation. Mus par des idéologies libertaires, ils imaginent que la légalisation qu'ils prônent de toutes les drogues ferait de leur spécialité la toute première des spécialités médicales.

Informons, expliquons, justifions, faisons entendre notre opposition, preuves scientifiques et épidémiologiques à l'appui, à ceux qui ont été subvertis par les médias. Pourrissons la vie des dealers, empêchons-les d'approcher nos jeunes. « Touchons au porte-monnaie » des consommateurs, non par une simple amende en solde de tout compte, mais par la mise en place d'un « cannabis à points », comportant l'inscription de la contravention sur un document informatique qui serait consulté extemporanément lors de l'établissement d'une nouvelle contravention, faisant croître son montant au rythme des récidives. Pour la quatrième infraction, le contrevenant devrait suivre un stage d'information payant. Il lui serait détaillé les sanctions et, plus encore, les risques physiques et psychiques auxquels il s'expose. Il se terminerait par un contrôle des connaissances acquises. Si le participant ne satisfaisait pas aux exigences de ce contrôle, le stage devrait être réitéré. Pour prévenir les récidives ultérieures serait mis en place un suivi médical exercé par un médecin assermenté. Il comporterait pendant quelques années une recherche régulière des cannabinoïdes dans ses urines.

G.B. : *Hors ces aspects sanitaires, quel est votre regard sous l'angle social et plus largement sociétal ?*

J.C. : Nous sommes engagés dans la mondialisation. Les Nations qui seront en situation favorable pour monter sur le podium de ces jeux olympiques de l'esprit, de l'intelligence, de la technique, des performances, seront celles qui sauront empêcher leurs jeunes de chausser les semelles de plomb du cannabis ; cette drogue de la crétinisation par excellence ; « la *fumette*, ça rend bête, le *chichon*, ça rend con », « *pétard* du matin – poil dans la main, *pétard* du soir – trou de mémoire ».

Quant à l'argument misérable selon lequel la légalisation du cannabis serait une manne pour le budget de la Nation, il est fallacieux. C'est une vision biaisée, à très court terme. Il a prévalu pour le tabac et l'alcool, dont on sait désormais qu'ils coûtent beaucoup plus cher à la Nation qu'ils ne lui rapportent. Une étude récente montre que pour 1 $ encaissé par l'État du Colorado, celui-ci doit débourser 4,5 $ pour les dépenses induites par cette drogue (accidents routiers, maladies mentales et autres, abêtissement et perte d'activité…).

« Il n'est de richesse que d'Hommes », ni shootés, ni camés, ni paumés !

– 12 –

L'agence nationale de sécurité des médicaments (ANSM) devrait-elle changer ses critères d'appréciation et son fonctionnement, pour accorder le statut de médicament au cannabis ?

Dans « le monde d'avant », la décision d'accorder l'autorisation de mise sur le marché d'un médicament ne se prenait pas dans des salles de rédaction enfumées par des joints ou des pétards, ni sur des ronds-points par des experts en gilets jaunes, ni sous des pressions multiples et concertées de lobbies. Si ces pressions existaient, leur discrétion les rendait imperceptibles. L'ANSM ne s'en laissait conter ni par des addictologues pérorant à distance de leur domaine d'expertise, ni par des comités de malades, ni par des médias infiltrés de consommateurs « récréatifs » de cannabis, ni par des lobbies mus par des intérêts de type strictement capitaliste. Elle n'écoutait officiellement que les avis d'experts reconnus, « capés », aux passés scientifiques ou cliniques notoires, qu'attestaient leurs nombreuses publications dans des revues internationales, à comités de lecture très sélectifs. Ces experts jugeaient à partir des études scientifiques rigoureuses qu'on leur avait soumises. Avant de se déterminer, ils demandaient fréquemment des précisions, des compléments d'information et même des études complémentaires. Tout ce sérieux n'a pas empêché quelques décisions malheureuses ; qu'en aurait-il été en l'absence de cette rigueur ?

S'agissant du cannabis qui, pour abuser l'opinion et forcer le destin, est déjà qualifié de « thérapeutique », on change délibérément ces modalités, on rompt avec cette rigueur.

Il y a une cinquantaine d'années, alors que le cannabis était inscrit à la pharmacopée, son retrait avait suscité peu de contestations ; les cannabinophiles étaient peu nombreux et la plante, aux effets toxicomanogènes reconnus, n'avait fait la preuve d'aucun intérêt thérapeutique irremplaçable.

À la tête d'un « comité scientifique spécialisé temporaire » (CSST), créé spécifiquement pour le cannabis, a été nommé un pharmacologue (le Pr N.A.), ce qui paraît pertinent ; il est venu à la pharmacologie à partir d'une formation initiale de psychiatre. Son activité de recherche a concerné presque exclusivement la douleur (avec une activité de publications modeste), alors que l'expertise demandée doit concerner diverses autres indications putatives du cannabis. Parmi ses publications, une seule a trait au cannabis fumé, dans les douleurs dentaires. Cette parcimonie n'exprimerait-elle pas son faible intérêt pour les propriétés antalgiques modérées du cannabis ? Sinon, que n'a-t-il consacré à cette drogue davantage de recherches. Une autre de ses publications concerne un effet adverse du cannabis, *l'hyperémèse* (vomissements incoercibles). Il a aussi manifesté quelque intérêt pour la glycoprotéine P, à l'origine d'interactions médicamenteuses. Il sait sans doute que le THC agit sur cette protéine, ce qui est de nature à troubler la résorption ou l'excrétion de certains médicaments. Ce phénomène mérite d'être exploré, car il constitue un inconvénient en thérapeutique. On voudra bien comprendre le détour qui vient d'être fait sur les travaux du professeur Authier, qui va devoir assumer les conséquences du feu vert qu'il vient de donner au « cannabis thérapeutique », même si elles ont été enveloppées de quelques réserves pour tenter de se protéger. L'énumération des indications potentielles du cannabis ferait oublier que la plante recèle une centaine de cannabinoïdes différents. Alors duquel parle-t-on et pour quel effet ?

Afin que les conclusions de ce comité ne demeurent pas un vœu pieux, il « souhaite que l'ensemble de ses propositions soit appliqué et qu'une évolution de la législation soit mise en œuvre ». S'il voulait forcer la main de l'ANSM, il ne s'exprimerait pas autrement.

Si l'A.N.S.M. acceptait les conclusions de ce CSST, elle jetterait son corset aux orties, brûlant ce qu'elle a adoré. Elle se déterminerait à partir d'études incomplètes, en méconnaissance du rapport bénéfices/risques, qui fonde le statut même de médicament. Quels bénéfices en retirerait un patient pour traiter ses troubles et quels risques encourrait-il en y recourant ?

Le THC, principe actif majeur du cannabis a, dans les indications revendiquées, des effets d'une intensité modeste, alors que l'on dispose de médicaments avérés qui les égalent et souvent les dépassent. De plus, on devrait même dire surtout, il collectionne de nombreux effets secondaires, dont plusieurs sont graves.

Il est grand temps de renouer avec les principes rigoureux qui prévalaient pour accorder à une molécule le titre de médicament. Il n'existe pas de raisons scientifiques pour que le cannabis ou l'un de ses constituants y échappe. Attention aux exceptions qui tuent les règles élaborées au long cours par l'intelligence des experts.

– 13 –

Comment protéger les jeunes de l'intoxication cannabique

En France, les lignes de défense contre le cannabis sont, de longue date, largement enfoncées ; avec 1 500 000 usagers réguliers, 900 000 usagers quotidiens et multiquotidiens ; avec une expérimentation de plus en plus précoce, au collège, parfois dès la cinquième (12 ans), à un âge où le cerveau, en pleine phase de maturation, est particulièrement vulnérable ; avec la diffusion de produits ayant une teneur en tétrahydrocannabinol (THC) de plus en plus élevée (multipliée par 6,5 en 40 ans) ; avec des modalités de consommation qui peuvent décupler la cession du THC à l'organisme (vapoteurs pour l'huile de cannabis, pipes à eau) ; avec l'apparition de cannabinoïdes de synthèse, beaucoup plus puissants que le THC. La France, parmi les 27 États membres de l'Union européenne, est la nation la plus gravement frappée par cette pandémie cannabique.

Certains États défaitistes ont rendu les armes. Ils ont signé l'armistice avec le monde du deal ; avec les puissances financières à l'affût ; avec ceux qui organisent la fuite de leur existence dans la drogue ; avec les *desperados* qui veulent anéantir notre civilisation à laquelle ils contribuent si peu et à laquelle ils demandent sans cesse davantage.

N'abdiquons pas ! La guerre n'est pas perdue, puisqu'elle n'a pas encore été réellement livrée ; donnons-nous les moyens de la gagner.

Que faire pour cela ?

1 – Rappeler la législation qui prohibe le cannabis (loi de 1970). Alors qu'elle est d'une complète actualité, elle ne paraît connue que par ceux qui veulent l'abolir. Il faut la faire connaître, l'expliciter et la justifier. La justifier consiste à montrer ses effets protecteurs vis-à-vis des multiples méfaits physiques et psychiques que peut engendrer le cannabis ; les présenter tous, dans leurs détails, avec tous les éléments de preuve.

2 – Mettre en œuvre une pédagogie précoce, étalée sur tout le cursus éducatif ; pédagogie résolue, répétitive, dispensée par des intervenants bien formés, indemnes de tout problème toxicomaniaque (preuves urinaires à l'appui), qui insisteront sur le rappel à la loi, révèleront les subterfuges des dealers et démonteront les manipulations de l'opinion.

3 – Faire respecter l'interdiction du tabac chez les mineurs. Le cannabis étant «porté sur les épaules du tabac». L'interdiction du tabac est la première ligne de défense contre le cannabis (alors que 50 % des élèves des classes de cinquième ont déjà expérimenté le tabac). Il faut aussi faire respecter l'interdiction de la e-cigarette/vapoteur conçue à l'origine pour dispenser de la nicotine aux fumeurs irrépressibles, mais qui est désormais détournée, en permettant l'entrée de jeunes individus encore non-fumeurs dans la nicotinomanie et, pire encore, en permettant leur entrée dans la cannabinophilie, car des recharges d'huile de cannabis peuvent être utilisées sur les e-cigarettes.

4 – Sanctionner toute infraction à la loi prohibant le cannabis ; en s'affranchissant du «tout» (1 an de prison ou 3 500 € d'amende) jamais appliqué ou «rien» (avec le classement sans suite qui prévaut habituellement). Il faut enfin que l'institution judiciaire use de toute la gamme des peines intermédiaires, en fonction des diverses circonstances de la commission du délit. A minima, ce serait l'amende de 200 €, qui ne devrait surtout

pas être en solde de tout compte, en l'inscrivant extemporanément dans un fichier national informatisé. Dès lors, à chaque récidive de détention d'une quantité de cannabis pour usage personnel et/ou de consommation, le montant de l'amende serait calculé en multipliant ces 200 € par le nombre de récidives. Au-delà de 4 infractions, attestant d'une dépendance/addiction forte (7,4 % des jeunes de 17 ans ont une consommation problématique), il faudrait, chez le sujet jeune, passer à un autre registre. On userait d'abord de la persuasion en lui faisant suivre un stage (payant) de deux jours, au cours duquel lui seraient délivrées, d'une façon intensive et très compréhensible, des informations pertinentes. À l'issue de ce stage, on procèderait à un contrôle des connaissances. Un niveau insuffisant imposerait la réitération, toujours payante, de ce stage. Devant le constat d'un état d'obtusion complète, une prise en charge médicale pourrait être décidée. Elle comporterait, le cas échéant, l'instauration d'un sevrage, en milieu médicalisé fermé. Une surveillance de l'abstinence ultérieure ferait appel à des contrôles urinaires réguliers. En cas d'échec, un traitement serait réalisé en milieu fermé, médicalisé, avec la poursuite des activités éducatives concentrées sur les disciplines majeures.

5 – Dénoncer les lobbies à l'affût : industrie du tabac, buralistes, alcooliers, G. Sorros et comparses… pour qui la haute « valeur ajoutée » d'un produit anesthésie toute réflexion sur la valeur et la qualité de la vie humaine.

6 – Enseigner aux consommateurs, d'une façon aussi précise que détaillée, beaucoup ayant encore un fond moral qui résiste à l'affaiblissement de leur volonté, où va une bonne partie de l'argent qu'ils dépensent pour satisfaire leur toxicomanie (enrichissement des dealers, des gangs, des gros bonnets de la drogue, soutien au terrorisme, voire à des guerres).

7 – Pourrir la vie des dealers. Lors des intercours, aux sorties des collèges et des lycées, des parents d'élèves viendraient traquer, à tour de rôle et en toute discrétion, une activité de *deal*; ils disposeraient d'un numéro enregistré sur leur téléphone portable, qui leur permettrait d'appeler la police municipale, ou la police nationale, ou la gendarmerie ; la présentation à la justice des dealers pris en flagrant délit ne donnerait plus lieu à un classement sans suite.

8 – Insister auprès des parents sur les méfaits d'un argent de poche dispensé de façon excessive (plus cet argent est facilement obtenu, plus il s'envole aisément en fumée) ; les sensibiliser sur les fréquentations, les sorties, l'importance d'avoir eux-mêmes des loisirs, des sorties, des vacances avec leurs enfants.

9 – Pratiquer des tests urinaires dès le collège ; les premiers seraient anonymes (coup de semonce, avertissement sans frais), puis, si l'incidence des intoxications s'avérait élevée, ce serait alors le passage à des contrôles individualisés, annoncés à l'avance, pour repérer ceux qui, devenus très dépendants, seraient incapables d'arrêter pendant quelques jours toute consommation.

10 – Rompre avec la confusion, délibérément entretenue, entre d'hypothétiques activités thérapeutiques du cannabis et ses usages à des fins récréatives. Tous les pays qui ont légalisé le cannabis récréatif avaient légalisé, plusieurs années auparavant, le cannabis thérapeutique. Depuis le temps que le cannabis a été légalisé sous divers prétextes thérapeutiques, très peu de preuves de son efficacité et de son innocuité ont pour l'heure été apportées.

11 – Traquer impitoyablement les journalistes et acteurs des médias qui, par leur communication, entretiennent une banalisation du cannabis et, par divers artifices et une désinformation, contribuent largement à sa diffusion.

12 – Éduquer le monde médical (médecins et infirmières scolaires en particulier), les parents, les éducateurs, les ministres des Cultes, les responsables de clubs sportifs, le monde judiciaire, la police, la gendarmerie, sur les risques du cannabis ; les former au repérage de sa consommation et à la façon de se comporter avec les contrevenants.

– 14 –

« Whisky soda ou whisky cannabis ? »

Pernod-Ricard, deuxième groupe alcoolier mondial, s'émeut à l'idée que la légalisation du cannabis puisse venir concurrencer l'alcool (responsable, chaque année en France de 41 000 morts et de multiples handicaps physiques et/ou psychiques). Transformant cette crainte en opportunité, il envisage, pour accroître ses ventes, d'adjoindre du cannabis/tétrahydrocannabinol (THC) à l'alcool. Interpellons ces apprentis sorciers par quelques éléments utiles :

Les sujets alcoolo-dépendants, tout comme la grande majorité des cannabinophiles, sont incapables de s'affranchir de leur drogue. Aussi, soumis à cette double addiction, leur abstinence deviendra impossible et les rendra encore plus fidèles aux alcooliers et autres dealers.

Trois femmes sur quatre qui fument du tabac et du cannabis sont incapables d'y renoncer quand elles deviennent enceintes. La consommation de cannabis incitant à celle d'alcool condamnerait alors le fœtus à une triple peine. Le syndrome d'alcoolisation fœtale – le S.A.F. (qui n'a rien de *safe*) – a régressé en 40 ans. Alors qu'il concernait une naissance sur 100, cela n'affecte plus qu'une naissance sur 1 000 (chiffre qui reste préoccupant) ; il repartirait immanquablement à la hausse.

Sur la route, le cannabis associé à l'alcool multiplie par 14 le risque d'accidents mortels (Étude Stupéfiants et Accidents Mortels de la route) et même dans une étude récente c'est par 29. Le chiffre des accidents mortels ne doit pas faire oublier les autres accidents, qui peuvent être à l'origine de graves handicaps (telles les non exceptionnelles paraplégies).

Jean Costentin

Un individu sous l'emprise du cannabis ne perçoit plus le niveau d'alcoolisation à partir duquel il devient incapable de maîtriser la suite de sa consommation. Cette situation mime, sur un mode moins rapide, la «biture expresse»/«*binge drinking*». Elle conduit au coma alcoolique et aux troubles graves, voire mortels, qui peuvent lui être associés.

Le cannabis incite à la consommation d'alcool. Des rats ayant reçu de façon semi-chronique du THC et qui ont ultérieurement pour étancher leur soif le libre choix entre un biberon rempli d'eau et un autre rempli d'une solution hydro-alcoolique, après une brève période d'hésitation, choisissent résolument et exclusivement le biberon rempli d'alcool (ce que ne font pas les rats n'ayant jamais rencontré le THC). Ils en consomment alors un volume supérieur à celui qui serait nécessaire pour assurer leur hydratation normale.

Le chanvre indien croît avec facilité sous les latitudes et climats correspondant à l'aire d'expansion arabo-musulmane. La religion islamique s'est prémunie de la double addiction cannabis-alcool en interdisant (avec une efficacité modérée) le cannabis et en imposant une interdiction forte de l'alcool (qui est largement respectée). Les Occidentaux qui, tels des pruneaux, macèrent dans l'alcool n'ont aucune latitude pour y adjoindre le cannabis.

Le THC du cannabis interagit avec l'alcool, non pas sur le mode additif, mais sur le mode d'une synergie potentialisatrice.

(***Alcool*** + ***Cannabis*** = *un effet* **R,** *très supérieur à la somme de chacun de leurs deux effets respectifs.*)

Sur plusieurs effets/méfaits, le THC et l'éthanol se potentialisent mutuellement ainsi : la sédation ; l'ivresse ; la désinhibition avec prise de risques ; les troubles sensoriels ; l'incoordination motrice ; la perturbation de l'équilibre ; les troubles délirants et hallucinatoires…

Le « détricotage » insidieux et régulier de la loi Evin laisse flamber à nouveau la publicité de l'alcool. On constate un arrêt de la baisse régulière de sa consommation qui s'était réalisée tout au long des quarante dernières années. Elle était ainsi passée de 24 litres à 12 litres d'alcool pur, par Français et par an. Ces chiffres restent excessifs, mais cette baisse doit néanmoins être saluée et poursuivie, ce qu'elle n'est plus. Le nouveau message à diffuser n'est plus « l'abus d'alcool est dangereux », mais, plus nettement, « l'alcool est dangereux » !

Pour se disculper de l'association cannabis-alcool qu'il aimerait réaliser, Ricard ne manquera pas d'invoquer que d'autres l'ont fait avant lui. Ainsi, *Constellation Brand*, qui produit la bière *Corona*, vient de racheter un producteur de cannabis au Canada, tandis qu'une filiale de *Heineken* a lancé en Californie une boisson dans laquelle sont infusées des feuilles de cannabis.

Pour que nos ados s'adonnent à l'alcool, peu agréable à leurs palais, les alcooliers ont conçu, de façon scandaleuse, les *premix/alcopops*. Dans ces boissons, la saveur de l'alcool est dissimulée derrière les bulles du gaz carbonique, le sucre, les saveurs et fragrances de fruits. Dans le dessein d'aggraver la rencontre de plus en plus précoce de nos ados avec le cannabis, nos alcooliers ne devraient pas manquer de stimuler leur consommation par la création d'un « deux en un » (alcool plus THC).

Insoutenable légèreté d'un capitalisme vorace et fou, privilégiant les revenus somptueux de quelques-uns à l'attention que, tous, nous devrions porter à l'Homme et très particulièrement à ses enfants, « ses germes d'éternité ».

– 15 –

Pourquoi une telle consommation de cannabis en France ?

Ne soyons pas surpris par les records français en matière de consommation de cannabis quand tant d'efforts sont déployés par certains pour les atteindre. En matière d'absence de prévention, c'en est au point où l'Observatoire européen des drogues et toxicomanies (OEDT) décerne un carton rouge à la France pour ses carences éducatives sur cette drogue.

Qu'a fait l'Éducation nationale pour y répondre ? Des expérimentations !

La prévention par les médias ? Non contents de s'être inscrits pour cette prévention aux abonnés absents, ils s'appliquent à laisser croire aux consommateurs de cette drogue que sa légalisation est non seulement inéluctable, mais qu'elle est même imminente. Ils confondent joyeusement le cannabis « récréatif » (même si souvent, la récréation se termine mal) avec des potentialités thérapeutiques présentées comme avérées. Pourtant, la plupart de ces potentialités restent largement à démontrer, et pour les mieux documentées, le rapport des bénéfices (modestes) sur les risques (nombreux et parfois graves) est clairement défavorable, ce que ces médias oublient de dire. Ils s'abstiennent aussi de faire connaître des informations capitales sur les risques physiques et psychiques encourus par les consommateurs de cannabis, dont ses effets épigénétiques (cf. *supra*). Ainsi, le consommateur de cannabis ignore non seulement qu'il s'intoxique, mais aussi qu'il peut transmettre à sa progéniture, outre une vulnérabilité à s'adonner aux drogues et toxicomanies, un risque accru de troubles psychiatriques. Pour que ces données majeures soient connues, il faudrait qu'elles soient expliquées et largement diffusées. Leur connaissance empêcherait la légalisation de cette drogue qu'appellent de leurs vœux ses consommateurs et que des lobbies attendent impatiemment, pour avoir un retour important sur leurs investissements déjà considérables.

Le monde médical doit se mobiliser en tout premier rang pour empêcher cette légalisation qui, plus qu'une faute, serait un crime.

– 16 –

Les jeunes Français, champions en Europe de la consommation du cannabis : Pourquoi et avec quelles conséquences ?

En France, 1 500 000 individus consomment régulièrement du cannabis à la fréquence d'au moins une fois tous les trois jours ; parmi eux, 900 000 en consomment quotidiennement et même souvent d'une façon pluriquotidienne. Si une consommation tous les trois jours peut paraître faible, elle n'est pourtant pas anodine. Cette fréquence correspond en effet à une dépendance avérée à son principe actif, le tétrahydrocannabinol (THC). Le THC est, de toutes les drogues connues, la seule qui s'attarde durablement dans l'organisme, du fait d'un stockage dans les graisses/lipides, dont le cerveau est particulièrement riche. Ainsi, celui qui consomme un « joint » ou un « pétard » tous les trois jours est en permanence sous l'influence du THC. Un tel intervalle entre deux consommations successives a entretenu le mythe d'une « drogue douce » ; ce que le cannabis n'est pas. Il s'agit, en fait, d'une « drogue lente », et même très lente. Son usage sur le long cours tend à diminuer ses effets, par le jeu d'une tolérance. Le cannabinophile y pallie en accroissant les doses et la fréquence de ses usages, ce qui conduit à un abus franc, avec la consommation d'un ou plusieurs « joints » par jour.

Les premières expérimentations du cannabis sont de plus en plus précoces. Elles peuvent débuter au collège, dès la cinquième. Or, plus son expérimentation est précoce, plus il est adopté rapidement et plus ses conséquences seront néfastes pour la santé physique et plus encore pour la santé psychique. Sa consommation est facilitée : par son prix réduit (6 € le gramme de haschisch) ; par son obtention aisée, plus de 200 000 dealers en assurant la diffusion ; par la très grande permissivité ambiante.

Cette consommation, d'allure épidémique, résulte, entre autres explications :

– de discours publics banalisants, lénifiants, auxquels les contradicteurs ne sont pas invités à répondre ;

– d'une vigilance insuffisante des parents, largement liée à leur ignorance, qui est entretenue par les médias ;

– de l'indifférence de nombre d'éducateurs, qui comptent dans leurs rangs des consommateurs ;

– de la démagogie de politiques qui, par jeunisme et pour la captation de suffrages, font fi du devenir de la jeune génération. Certains semblent voir dans le cannabis, comme pour l'alcool, autrefois comme aujourd'hui, un calmant social, transformant des indignés en résignés ;

– d'écologistes qui misent sur l'aboulie, la démotivation, la paresse de ses consommateurs pour casser les activités de production qui abîment la planète ;

– de lobbies impatients que sa légalisation leur permette de réaliser les importants bénéfices qu'ils en attendent.

Le cannabisme est d'abord une pathologie de l'adolescence :

– période des activités éducatives, or le THC crée une démotivation ; il perturbe la mémoire à court terme (sans laquelle ne peut s'édifier une mémoire à long terme et ainsi une culture). D'ailleurs, comment pourrait-on apprendre lorsque l'on est ivre ?

– période de l'édification de la personnalité, du choix de la carrière, de projets professionnels, ce qu'à tout le moins le cannabis perturbe ;

– période de la maturation cérébrale (12-22 ans). La maturation des neurones cérébraux peut être illustrée en faisant appel à une métaphore arboricole. Le tronc de l'arbre neuronal (son **axone**), outre qu'il croît, émet de nombreuses ramifications, telles des branches (« **ramifications cylindraxiles** »). Elles portent de nombreuses feuilles (**boutons synaptiques**) qui établissent des contacts nombreux avec différents éléments des arbres/neurones voisins. Ces contacts sont des **synapses,** au niveau desquelles peut s'engager un dialogue avec les éléments en contact ; les mots de ce dialogue sont des substances que les feuilles exsuderaient (**médiateurs**). Cette prolifération des branches et des feuilles correspond au « *sprouting* ». Simultanément survient un élagage (le « *pruning* ») des connexions qui, à défaut de participer à une fonction, n'ont pas vocation à être pérennisées. Dans cette partie de bras de fer entre prolifération et élagage (entre *sprouting* et *pruning)* arbitrent, d'une façon physiologique, des substances endogènes, les « endocannabinoïdes ». Ces endocannabinoïdes agissent en stimulant les mêmes récepteurs, en s'adressant aux mêmes guichets que ceux que stimule le THC introduit dans l'organisme. Mais le THC, loin de mimer leurs effets, au contraire, va les caricaturer. Il se comporte tel « un éléphant dans un magasin de porcelaine ». C'est ainsi qu'il laisse persister des synapses qui auraient dû disparaître (ce qui contribue aux troubles délirants et hallucinatoires qui peuvent émerger de son usage). C'est ainsi qu'il supprimera des synapses qui auraient dû subsister (ce qui réduira les capacités cognitives ; en d'autres termes, la faculté d'apprendre) ;

– ces altérations induites par le THC peuvent faire le lit de troubles psychotiques, dont en particulier la redoutable schizophrénie ; qui est l'une des plus graves affections psychiatriques, de par son irréversibilité. On ne sait guérir, au mieux peut-on apaiser l'intensité de troubles ; cette affection obère gravement l'avenir de ses victimes ;

– ces altérations font le lit d'une fragilité psychique ;

– le cannabis peut déclencher des troubles anxieux et/ou dépressifs, avec leurs risques suicidaires ;

– cette drogue sévit à la période des apprentissages, des activités professionnelles et de la conduite des engins à moteur, contribuant, avec l'inexpérience commune à cet âge, à l'accroissement des risques d'accident ;

– cette drogue incite au recours à diverses autres drogues, licites et illicites, que l'addiction au cannabis rend d'emblée plus plaisantes, intensifiant leur pouvoir d'accrochage.

Loin d'avoir fait le tour des méfaits psychiques du cannabis, on peut conclure que sa consommation peut avoir des conséquences graves. Si nous n'y changeons rien, nous serons responsables d'être à l'origine d'une génération de shootés, de camés, de paumés, alors que, de surcroît, nous leur laisserons, à l'opposé d'un héritage, la dette abyssale que nous accumulons depuis une quarantaine d'années.

– 17 –

Canada : ma cabane au cannabis

Promesse électorale tenue : « *Élection, piège à chichon* ».

Ça y est, le Canada vient à son tour de commettre l'irréparable. Le 15 octobre 2018, son Premier ministre Justin Trudeau a, comme il l'avait promis, légalisé à des fins récréatives le cannabis ; cette drogue était interdite dans son pays depuis 1923. Il y a vingt ans (préalable obligé), d'autres que lui avaient entrouvert la porte en déguisant le cannabis en médicament. Le Canada est ainsi le premier État du G20 à avoir succombé. Promesse électorale tenue : « *Élection, piège à chichon* ».

Le Canada n'était pourtant pas dans le monde le plus gros consommateur de cannabis. Il se situait très en deçà de la France, qui est à cet égard l'échappée du critérium européen. La consommation de cannabis au Canada devrait vite exploser, comme le font pressentir les files qui se forment devant les magasins qui vendent ce cannabis aux premiers jours de cette légalisation. Des initiatives isolées tentent, par des règlements internes, de calmer le jeu dans les universités, la police, l'armée, les transports… Quand la loi s'effondre, des règlements segmentaires essaient d'y suppléer, mais leur légitimité sera vite contestée…

Cette légalisation a fait feu de tous les poncifs dont nous sommes abreuvés depuis vingt ans : meilleur contrôle du produit, de sa qualité, de sa teneur en tétrahydrocannabinol (THC), disparition du trafic ; mise au jour d'une économie souterraine que le fisc va pouvoir ponctionner. Il s'agit d'autant de figures sémantiques imposées, auxquelles ne croient même plus ceux qui, tels des psittacidés, les rabâchent.

C'est d'une main tremblante que le politique devrait légiférer quand ses décisions confinent à l'irréversible. On ne peut plus mettre de noms sur ceux qui ont légalisé le tabac en France et contribué à cette intoxication collective ; ils devraient assumer ses 75 000 morts annuels. On ne met pas davantage de noms sur ceux qui ont légalisé et permis une si large diffusion de l'alcool ; ils devraient rendre compte de ses 41 000 morts. Cela s'est développé d'une façon imperceptible ; on ne sait plus qui a fait quoi, ni à combien ils s'y sont mis, ni quel était leur niveau de connaissances sur la nocivité de ces deux drogues « de toujours ».

Pour le cannabis, le paysage est tout autre. Le législateur, modèle 2018, au Canada comme ailleurs, ne peut ignorer le pouvoir d'accrochage de cette drogue (20 % de ceux qui l'on essayé en deviennent dépendants) ; il ne peut méconnaître non plus les principales manifestations de sa toxicité physique (supérieure à celle du tabac) ; il connaît aussi, assurément, un certain nombre de ses méfaits psychiques : perturbations des capacités éducatives, effets désinhibiteurs avec prise de risques ou agressivité, perturbation de la conduite des véhicules à moteur et de diverses activités professionnelles, troubles de la maturation cérébrale pouvant déboucher sur la schizophrénie (communément désignée comme « la folie ») selon une relation désormais irréfragable, induction d'anxiété, de dépression, de démotivation, incitation au passage à d'autres drogues quand, par le jeu d'une tolérance, l'intensité des effets du cannabis s'atténue. Comme la truffe qui rend fous les cochons, le cannabis met en rut des alcooliers (Pernod-Ricard a émis l'idée de l'associer à ses whiskies), des chocolatiers, des confiseurs, des producteurs de tisanes, qui se déclarent prêts à en mettre partout, même dans le sirop d'érable…

Que les États qui sont les concurrents commerciaux du Canada se réjouissent, s'ils savent résister aux sirènes du cannabis, en une génération, ils l'emporteront sur les Canadiens, à qui J. Trudeau fait chausser les semelles de plomb du cannabis.

Cette légalisation fera davantage de victimes que le tabac ; elle exacerbera les effets de l'alcool ; elle conduira à la légalisation d'autres drogues. Monsieur Trudeau, à partir de combien de victimes s'expose-t-on à l'accusation de crime contre l'humanité ?

– 18 –

Que reste-t-il de la prévention de l'intoxication par le cannabis ?

Le 23 novembre 2018, l'Assemblée nationale a instauré une amende forfaitaire de 200 €, dont seront passibles ceux pris en flagrant délit de possession ou de consommation de cannabis et autres stupéfiants.

L'objectif affiché était de sanctionner plus efficacement l'usage des drogues illicites ; ce délit pouvait jusqu'alors être passible d'un an de prison et/ou d'une amende de 3 750 euros, mais ces sanctions n'étaient en pratique jamais infligées. Elles correspondaient à des peines maximales ; elles pouvaient être minorées mais les magistrats, presque systématiquement, en traitaient par «tout ou rien». Ils répugnaient aux peines de prison (on ne les en blâmera pas), pourtant le sursis systématique aurait pu participer fortement à prévenir la récidive. La propriété rédemptrice de la prison, surtout dans le fonctionnement qu'on lui connaît, exclut d'y recourir comme moyen de dissuasion ; certaines prisons semblent des super-discounts des drogues et, dans l'oisiveté et la désespérance qui y règnent, celui qui n'est pas consommateur de drogues illicites peut s'y convertir.

Le législateur estimant qu'il était nécessaire d'agir aurait pu demander au ministre de la Justice d'inciter les magistrats à utiliser les différentes nuances allant du classement sans suite à la peine maximale. Ainsi aurait persisté le caractère dissuasif de la loi, non annihilé par son mauvais usage. La rigueur maximale n'aurait été appliquée que lorsque le deal aurait atteint les dimensions de la grande distribution. La prison était évitée, mais toujours possible, sorte d'épée de Damoclès, et le niveau de la contravention aurait dû dépendre d'éventuelles récidives ainsi que des ressources du contrevenant ou de celles de ses parents. Une mémoire était constituée par le casier judiciaire ; le délit pouvant être effacé après un certain temps (cinq ans par exemple), bien sûr en l'absence de récidive.

Au lieu de cela a été instaurée une amende forfaitaire de bas niveau : 200 euros ; ce qui correspond à la moitié du budget mensuel tabac + cannabis d'un cannabinophile ! Cette amende ne sera bientôt comprise que comme une taxe pour apaiser l'insatiable voracité du budget de la Nation.

L'article a été adopté par les députés, lors de l'examen en première lecture du projet de réforme de la justice, avec 28 voix pour et 14 contre. On déplorera qu'un sujet de cette importance ait mobilisé si peu de membres de la « représentation » nationale.

Le montant de cette amende forfaitaire est moindre que ce qui était prévu. Initialement, madame Belloubet, ministre de la Justice, la prévoyait de 300 euros. Les 28 députés ont suivi les préconisations du rapport des députés Poulliat (LREM) et Reda (LR), qui proposait une amende entre 150 et 200 euros. Souvenons-nous de leurs noms, pour les admettre dans un panthéon qu'on dédiera spécifiquement à ceux qui œuvrent à la banalisation des drogues, préalable à leur légalisation.

Un « cannabis à points », à l'instar du permis du même nom, aurait constitué un intéressant moyen de prévention. Il aurait comporté un fichier électronique informant extemporanément celui qui verbalise du nombre de récidives du contrevenant, lui permettant de fixer le montant de l'amende, voire d'enclencher une autre procédure en cas de récidives multiples (dont l'obligation de suivre un stage payant, avec contrôle des connaissances acquises, puis, le cas échéant, une injonction de soins). Au lieu de cela : une aumône au budget, peu dissuasive, ne laissant pas de traces, sans un interrogatoire permettant de remonter les filières d'approvisionnement, sans la possibilité de rachat des incriminés s'ils balançaient ceux qui font «leur blé» par la vente de leur «herbe» aux plus jeunes, tirant parti de leur vulnérabilité.

– 19 –

Autopsie d'un « débat » télévisé
sur la légalisation du cannabis

Il n'est pas plaisant de régurgiter ce qu'on a ingéré sans plaisir, mais des leçons pouvant en être tirées, je me suis livré à cette régurgitation.

Samedi 27 avril 2019, 19 h 30, sur la chaîne C8 de la télévision, l'émission *Salut les terriens* de T. Ardisson était intitulée « Va-t-on **enfin** légaliser le cannabis ? ». Ce titre, par son « **enfin** », exprimait déjà la conclusion à laquelle elle voulait aboutir.

Les participants :
– Thierry Ardisson, animateur de l'émission qui, hors antenne, déclara être, de longue date, consommateur de cannabis ;
– William Lowenstein, médecin addictologue qui, peut-être par mimétisme de ses patients consommateurs de cannabis, a adopté leur mimique ainsi qu'une élocution un peu traînante ; il dissimule certains jours son militantisme pour la légalisation de toutes les drogues, en se présentant comme le président d'une association intitulée, tenez-vous bien, « S.O.S. addictions » ;
– un « humoriste », ou en tout cas présenté comme tel, pro-cannabique en diable, dont je n'ai pas fait l'effort de mémoriser le nom, espérant ne plus jamais le rencontrer ;
– Laurent Baffie, auteur, acteur multimédia, qui, au moins dans l'enregistrement initial, fit l'apologie du cannabis, prétendant que cette drogue l'aurait aidé dans sa création artistique (ce qui, soit dit en passant, devrait conduire, comme pour le dopage sportif, à invalider ses « œuvres ») ;

– Yann Moix, un écrivain, qui estimera que cette légalisation était de fait.

Donc cinq *debaters* pro-cannabis.

Dans le camp d'en face, il n'y avait que deux anti-cannabis : Gérald Kierzek, un médecin urgentiste, jeune, sympathique, familier des médias, convaincu des méfaits de cette drogue ; et moi, le papy grognon, l'empêcheur de « chichonner en rond ».

Il s'agissait donc d'un match à 5 contre 2 ; façon curieuse, mais habituelle de constituer un plateau où l'on parle de cannabis.

Ce n'était hélas pas du direct. L'enregistrement, qui dura près d'une heure, devait comporter des coupures/amputations, qui ne couvriraient au final que quelque 25 minutes d'émission. Ces coupures me suscitaient quelques inquiétudes dont la suite m'apprit qu'elles étaient justifiées. Néanmoins, au sortir de l'enregistrement, je n'étais pas accablé, malgré tout ce que j'avais entendu. Mon opinion avait été très épaulée par le talent de communicateur et la jeunesse de G. Kierzek ; j'avais pu exprimer nombre de points qu'il me paraissait important de porter à la connaissance du public.

Dix jours plus tard (le samedi 27 avril, à 19 h 30), je ne pus me libérer pour regarder l'émission, mais, dès le lendemain, ma sœur cadette m'envoyait le lien me permettant de la visionner. Ma déconvenue fut vive.

Si plusieurs de mes formules condensées étaient reprises (« la fumette, ça rend bête ; le chichon, ça rend con » ; « pétard du matin – poil dans la main ; pétard du soir – trou de mémoire » ; « la drogue de la crétinisation »), il manquait à ces propos à l'emporte-pièce, pour qu'ils soient comestibles/intelligibles, la sauce d'une démonstration qui avait disparue.

Cinq points au moins, que je tenais pour extrêmement importants à exprimer, n'avaient pas survécu à la découpe. Il s'agissait :

– de l'accroissement d'un facteur 6,5 du taux de THC dans les produits en circulation survenu au cours des 30 dernières années, exaltant les méfaits de la drogue ;

– de l'extraordinaire persistance du THC dans l'organisme, et en particulier dans le cerveau, durant près d'une semaine après un joint et d'environ deux mois après de nombreux joints ; faisant que le cannabis « n'est pas une drogue douce, mais une drogue très lente » ;

– les relations, devenues irréfragables, entre la consommation du cannabis et le développement de la schizophrénie ; ce risque étant majoré par la précocité des premiers usages, la durée de la consommation et les doses consommées ; ceci joint (si j'ose dire) à des facteurs de vulnérabilité individuels ; une étude récente établit que 20 % des schizophrénies sont imputables au cannabis ;

– des relations avec les troubles anxieux et dépressifs, qui comportent en embuscade des risques suicidaires.

Et encore, je dirais et surtout, car cette observation majeure n'arrive pas à franchir la barrière des médias : celle des effets épigénétiques du THC. En bref, la consommation de cannabis/THC par des individus (hommes et femmes) en âge de procréer leur fait transmettre à leurs enfants une vive appétence pour les drogues, qui s'exprime dès l'adolescence. Ce que j'avais illustré par une formule (inspirée d'une phrase empruntée au *Livre d'Ézéchiel*) : « Les parents ont fumé le cannabis vert et leurs enfants en ont eu les neurones agacés. »

Si ces 5 éléments vous paraissent superfétatoires, alors les « caviardeurs » ont bien fait de les faire disparaître du « débat ».

Si par contre ils vous paraissent, comme à moi, très importants, alors il y a incompétence du coupeur ou, pire, malversation.

Un débat à 5 contre 2, qui occulte des données majeures, loin d'éclairer le citoyen électeur, prompt à juger très vite de tout à partir de présentations partielles et partiales (dans ce régime de la médiacratie), est un mode commun de manipulation de l'opinion et, tout simplement, de désinformation.

À l'opposé du « *castigat ridendo mores* » (qui utilise le rire pour corriger les mœurs), cette émission a fait appel au rire grasseyant, au rire bête, en un mot au rire cannabique, pour banaliser davantage cette sale drogue et dissimuler le drame qu'elle représente pour une génération et pour notre société.

Ajoutons à cela quelques frustrations mineures :

À l'issue de la séquence filmée de « l'humoriste », qui avait suscité des rires polis, j'avais déclaré « sitôt qu'on vient de se forcer à rire, on devrait en pleurer » (passé à la trappe).

Quand W. Lowenstein a laissé espérer que « la légalisation du cannabis en France créerait 200 000 emplois », j'avais ajouté « sans doute dans les hôpitaux psychiatriques » (ce fut coupé ou inaudible).

L'embonpoint de mon propos a offert des facilités d'élagage que mes censeurs se sont accordés.

– 20 –

Sécurité routière et drogues :
le combat à ne pas oublier

Pour un homme d'État, au-delà de toutes considérations politiques, l'*imperium* réside dans le sens du Devoir, de l'Honneur, de la Morale (avec des majuscules, quand bien même ces mots paraîtraient obsolètes). C'est ce qui le distingue du politicien qui ne peut détacher son regard du compteur dénombrant ses électeurs potentiels. Cet *imperium* inclut l'attention qu'il porte à la santé physique et psychique de ses administrés et, ce faisant, à la bonne santé de la Nation.

Il doit avoir le courage : de contrarier les appétits immédiats s'ils sont délétères ; de contenir les débordements suscités par des modes et amplifiés par les médias ; de lutter contre les penchants mortifères et décadents instillés sournoisement par des *desperados* ; de s'attaquer sans faiblesse ni compromission aux méfaits en expansion.

La sécurité routière et les drogues sont deux grands exemples fournis par l'actualité.

Si la route, après une réduction en 25 ans d'un facteur 4 de sa létalité, n'est plus responsable que de 3 400 morts par an, elle continue de recruter de nombreuses victimes de handicaps. Ces progrès ont été réalisés au prix de coercitions, d'interdits, en affrontant des oppositions, des lobbies et des exploitations politiciennes des mécontentements suscités. Il reste beaucoup à faire, mais il faut saluer l'action courageuse du Premier ministre (E. Philippe).

En matière de drogues, leur consommation, qui bat en France des records européens, continue globalement de s'accroître. Bien que la consommation d'alcool se soit réduite de moitié en 40 ans (passant de 20 litres d'alcool pur par personne et par an à 10 litres aujourd'hui), ne crions pas victoire. D'abord, elle a cessé de baisser depuis quelques années ; ensuite, on la voit s'accroître chez les plus jeunes et chez les femmes. Alors qu'alcoolisme et tabagisme concentraient l'essentiel des toxicomanies du passé, les toxicomanies actuelles se sont diversifiées, avec l'explosion du cannabis, des amphétamines, des cocaïniques, des opioïdes et opiacés avec maintenant l'apparition quasi hebdomadaire d'une nouvelle drogue de synthèse.

Ces débordements sont les conséquences d'une désinformation, d'une absence délibérée d'éducation sur ces problèmes, de scandaleuses complaisances, d'énormes appétits financiers, de corruption… Ce cocktail immonde abêtit une frange croissante de notre jeunesse, multipliant marginalisations, désocialisations, démotivations, pathologies psychiatriques. Leurs méfaits, par le glissement du temps, gagnent ceux qui deviennent adultes.

Cette débandade sociétale conduira inéluctablement à notre perte de compétitivité dans le challenge de la mondialisation. Les gagnants seront parmi ceux qui sauront prévenir ou du moins contenir les drogues et toxicomanies. L'urgence de se doter de l'intelligence artificielle est redoublée par l'étiolement de l'intelligence naturelle.

Accordez aux drogues, monsieur le Premier Ministre, la même attention que celle que vous portez très justement à la vitesse sur les routes. Les drogues, par l'ébriété, les troubles sensoriels, les distorsions du jugement, leurs effets désinhibiteurs, la perturbation des réflexes, incitent non seulement à la vitesse, mais aussi en décuplent les déplorables conséquences.

Le cannabis, au seuil de détection de 1 microgramme par litre de sang, dans la déjà très ancienne étude « Stupéfiants et Accidents Mortels » (SAM), était responsable de plus de

200 morts de la route (les moyens analytiques actuels, qui sont 10 fois plus sensibles, invitent à la réitérer, pour l'actualiser). Cette étude SAM montrait en outre que la conjonction du cannabis et de l'alcool multipliait par 14 le risque d'accident mortel ; un chiffre plus récent fait état d'un facteur 29.

Vous avez su, monsieur le premier Ministre, imposer courageusement votre autorité contre le fléau de la vitesse routière, nous attendons de vous autant de pugnacité contre les drogues, à commencer par le cannabis, dont les jeunes Français occupent en Europe la *pole position* de sa consommation, avec tous les dégâts y afférant.

– 21 –

Qui sont ceux qui veulent légaliser le cannabis ?

Il advient qu'après des émissions TV qui ont banalisé le cannabis ou qu'après des déclarations de «personnalités emblématiques» (modèle 2018), dénuées d'une réelle expertise sur cette drogue, des sondages biaisés fassent déclarer à plus de 50 % des personnes interrogées qu'elles seraient favorables à la légalisation du cannabis ; ce qui est aussitôt claironné et répété !

En démocratie, les résultats de ce genre de « consultations » ne devraient être communiqués que si **toutes** les données pertinentes du débat à trancher ont été portées à la connaissance des personnes interrogées. C'est l'exigence d'une information intelligible, détaillée et justifiée par des données chiffrées. Ce qui est donc à l'opposé de ces émissions du type «foire d'empoigne», exhibant sur un plateau, pour un exercice pugilistique, des opinions qui s'affrontent, avant qu'aucune d'elles n'ait été préalablement posément développée. C'est ainsi que j'ai vécu une émission de C. Hanouna (*Balance ton post*), de 2 à 3 h du matin dans la nuit du 10 novembre 2018, à laquelle j'avais, par souci de témoignage, accepté de participer.

Aucun «débat», du moins digne de ce nom, ne peut se limiter aux boniments de journalistes idéologues se hissant, en dépit de leur incompétence, en position de mentors, même s'ils officient à l'abri de la respectabilité toute d'apparence, de certains journaux (tel *Le Monde* qui se déploie sans pudeur pour cette légalisation). Ces journaux gagneraient en crédibilité s'ils faisaient le ménage parmi leurs collaborateurs, afin d'en éliminer les militants/manipulateurs hyperactifs de cette « cause ».

Mais qui sont ces ardents partisans de la légalisation du cannabis ?

– Les premiers d'entre eux sont évidemment ses consommateurs ; sûrement pas les parents de ces pauvres jeunes gens que le cannabis a pu conduire rue Cabanis (siège à Paris de l'hôpital psychiatrique Sainte-Anne) pour dépression, tentative de sevrage, bouffée délirante ou schizophrénie.

– Des libertaires, soixante-huitattardés/soixantehuittarés, incapables de percevoir, ou heureux de constater, l'ébranlement de notre société qu'a suscité leur sacro-sainte « interdiction d'interdire ».

– Ceux que le cannabis a crétinisés et rendus incapables de se redresser, qui rêvent d'être entourés d'innombrables crétins pour se sentir accompagnés.

– Des opportunistes, à l'affût de cette légalisation, qui leur permettra d'engranger les juteux bénéfices escomptés de sa commercialisation.

– Ceux qui, incapables d'empêcher leurs enfants de fumer du cannabis, voudraient s'éviter la gêne (et peut-être même la honte) de devoir aller les chercher au commissariat de police, où leur inconduite les a menés.

– Des démagogues qui pour se faire mousser auprès de la jeunesse caressent ses faiblesses et composent avec elles.

– Ceux qui pour obtenir une de leurs rares victoires, s'engagent dans des combats douteux, médiatiquement très porteurs.

– Des « teuffeurs » et autres fêtards qui pour se sentir bien ont besoin d'être autres, en s'adonnant à cette drogue qui leur fait éprouver des états seconds, faits d'ivresse, de délires et d'hallucinations.

– Des « *desperados* » et autres « *déconstructeurs* » rêvant de l'anéantissement de cette société, qui leur donne souvent beaucoup plus qu'ils lui apportent ; la bonne conscience de ces assistés étant de se considérer comme des exploités.

– Des adultes insoucieux de la jeune génération et des risques que la légalisation du cannabis lui ferait encourir, s'irritant de devoir se cacher pour acquérir et consommer leur drogue favorite.

– Des idiots utiles qui enfourchent des chimères suscitant intérêt ou désapprobation, pour se donner ainsi l'illusion d'exister.

– Des « addictologues » qui, malgré leur incompétence à sortir du gouffre de la drogue ceux qui y sont tombés, au lieu de les en éloigner, les y poussent au contraire ; comme s'ils espéraient faire de l'addictologie la discipline qui comptera le plus grand nombre de patients à prendre en charge (non pas à traiter, puisqu'ils en sont largement incapables).

– Des avocats qui attendent d'une légalisation du cannabis l'amnistie de leurs clients condamnés pour le trafic de cette drogue.

Cette arche de Noé, peuplée d'ineptes, d'inaptes, de malfaisants, de manipulateurs, d'égoïstes, d'ambitieux, d'avides, d'idiots, de camés, doit être éloignée du quai de la jeunesse pour l'empêcher d'y accoster ; il y va de sa santé physique et mentale, dont l'anéantissement serait aussi celui de notre société.

– 22 –

Le cannabis – d'un rivage à l'autre de l'Atlantique (USA vs France)

L'opposition que l'on constate entre la prohibition du cannabis en France et sa légalisation dans différents États d'Amérique du Nord invite à une réflexion.

Les partisans de sa légalisation en France font remarquer que, « comme d'habitude », après quelques années, nous copierons le « modèle » américain ; comme on l'a fait si souvent, pour le meilleur et pour le pire, même si nos décideurs (si souvent copieurs) n'ont pas trouvé la marche arrière du char de l'État et sont incapables de toute correction quand il s'agit du pire. Réjouissons-nous si cette imitation demande plusieurs années, elles seront autant de gagnées sur les méfaits que cette drogue infligerait aux consommateurs dont le nombre ne manquerait de s'accroître.

Donnons aux États qui le prohibent encore le temps de décider s'ils succombent à cette tentation et prêtons l'oreille aux raisons qui les en dissuadent. Il est déjà constaté que dans les États ayant légalisé le cannabis, le nombre de ses consommateurs s'accroît, tout comme la fréquence des accidents qui surviennent sous l'influence de cette drogue. Si malgré cela cette permissivité se généralisait, on devrait l'interpréter comme l'expression du libéralisme de la société américaine, dans laquelle chacun choisit et assume les conséquences de ses choix – « La drogue si je veux (pour autant que j'ai les moyens de l'acquérir) en sachant que si je me détériore, l'État ne viendra pas à mon secours. » Ce système libéral récompense les fourmis qui contribuent à la richesse nationale mais ne donne rien aux cigales qui se sont shootées tout l'été.

La France, elle, a fait le choix de la solidarité et de l'assistance à ses démunis, au point même de l'exercer à un niveau qui excède les ressources provenant de l'imposition de ses citoyens. Cette imposition, d'un niveau record dans le monde, est souvent ressentie par les contribuables effectifs (moins de 50 % des « foyers fiscaux ») comme « confiscatoire ». Elle démotive les plus laborieux, diminue leur enthousiasme au labeur et, partant, leur productivité. Le coût de cette solidarité dépassant les moyens disponibles s'exerce à crédit. Ainsi, notre Nation a accumulé une dette abyssale (120 % de son PIB qui continue de s'accroître. Elle inquiète les parents qui voudraient laisser « un petit quelque chose » à leurs héritiers plutôt que des dettes ; elle devrait inquiéter également la jeune génération qui devra la rembourser.

Cette assistance s'exerce au profit des victimes des drames inévitables de la vie. Pour la contenir, la loi devrait s'appliquer à limiter le recrutement d'handicapés supplémentaires. C'est dans ce but, s'agissant par exemple des victimes de la route, qu'elle a décrété : le port obligatoire de la ceinture de sécurité, l'interdiction de téléphoner au volant, la réduction de la vitesse, le contrôle technique obligatoire des véhicules, la prohibition de la conduite sous l'emprise de l'alcool ou d'autres drogues. À l'opposé de ces dispositions, les taxes sur le tabac et l'alcool sont loin de dissuader leurs consommateurs, comme elles sont loin de couvrir le niveau des dépenses de santé qu'elles induisent. Vis-à-vis des dealers et des consommateurs de cannabis, la loi se contente désormais d'amendes d'un bas niveau (comparé à celui de la loi rigoureuse qu'elle remplace). Ces prélèvements sont très loin de couvrir les dépenses somptuaires de la prise en charge par le budget de la Nation des dégâts sanitaires et sociaux engendrés par ces drogues.

Les positions exprimées par les Français sur les drogues sont anachroniques, en discordance avec leurs positionnements politico-philosophiques.

Les uns, qui souhaitent une légalisation du cannabis, sont en contradiction avec leur demande d'une plus grande assistance sociale. Ils s'inscrivent dans une pensée libertaire, aux accents d'anarchie, inspirée de «l'interdiction d'interdire» héritée de la féria de mai 1968, complétée par la revendication d'une «jouissance sans entrave». Ces consommateurs de cannabis, manifestement sans inquiétude pour leurs enfants (quand ils en ont) et plus laxistes pour leur éducation, se recrutent plus souvent parmi les bénéficiaires de l'assistance d'État que parmi les lourds contributeurs à l'impôt. Dès lors, ils devraient réfléchir et s'émouvoir du fait que l'assistance prodiguée actuellement par l'État, s'effectuant largement à crédit, ne peut être durablement illimitée ; que nos prêteurs vont finir par se lasser et même par nous tirer les oreilles. Si les arbres ne montent pas jusqu'au ciel, les dettes peuvent s'élever jusqu'à la faillite.

Les autres, opposés à la légalisation du cannabis, alors qu'ils sont en matière d'économie plus libéraux, devraient être plus sensibles à la légalisation d'inspiration libérale qui se développe aux USA. Pourtant, dans leur majorité, ils ne le sont pas. Ils adhèrent plus volontiers à la formule d'Albert Camus : «Un Homme, ça s'empêche» ; ils cultivent une meilleure maîtrise d'eux-mêmes. Ils sont plus regardants sur l'usage des deniers publics, plus préoccupés par la grandeur de notre Nation dans la compétition internationale, davantage partisans «d'un esprit sain dans un corps sain», plus nombreux à «aimer et craindre Dieu», plus adeptes de la compétition intrasociale et plus individualistes.

Cette dichotomie sociologique, sans doute beaucoup trop simplificatrice, tente de comprendre les différences d'appréciations relatives à la législation du cannabis.

Cette réflexion invite les partisans de la légalisation du cannabis à choisir entre cette légalisation et l'assistance qui est si chère à une majorité d'entre eux. Cette légalisation s'inscrit en effet dans un libéralisme plein et entier, où chacun(e) assume les conséquences de ses choix et de ses comportements et ne tend pas sa sébile pour obtenir réparation de ses inconséquences.

– 23 –

Si un prix devait récompenser « le comble du culot », il devrait être décerné aux coalisés pour la légalisation du cannabis

L'argument récurrent des coalisés pour la légalisation du cannabis dit « thérapeutique » (qualifié ainsi sans preuve) et du cannabis « récréatif » (même si souvent la récréation tourne mal) s'exprime : « L'interdiction ne marchant pas, il faut donc légaliser. » Ils constatent :

– que plus d'une dizaine de millions de nos concitoyens déclarent avoir expérimenté cette drogue (sans trop s'interroger d'ailleurs sur la valeur de ces déclarations, dans un contexte où ne pas en avoir consommé s'apparenterait presque à un comportement anormal) ;

– que parmi eux, 1 500 000 en sont devenus des usagers réguliers (consommant au moins un joint tous les trois jours) et sont, de ce fait, imprégnés en permanence de son THC (du fait de son exceptionnelle persistance dans l'organisme et en particulier dans le cerveau) ;

– que parmi ces derniers, 900 000 en consomment chaque jour et souvent même à plusieurs reprises.

Ces chiffres sont considérables, s'agissant d'une drogue illicite, puisque celui/celle qui contrevient à son interdiction pourrait se voir infliger une amende de 3 500 euros, voire même une année d'emprisonnement. Ce haut niveau de désobéissance à la loi traduit à la fois le fort pouvoir d'accrochage du cannabis (sa puissance addictive) et la certitude que la transgression de son interdiction ne sera pas réprimée. Entre la rigueur extrême de la loi et le classement sans suite, les juges n'utilisent pas les nombreuses nuances de peines intermédiaires, en fonction des circonstances et de la fréquence des récidives.

Les niveaux de consommation du cannabis sont très inférieurs à ceux des deux drogues licites, à l'origine d'une véritable catastrophe sanitaire que sont le tabac (avec ses 14 millions de nicotino-dépendants et ses 75 000 morts annuelles) et l'alcool (avec ses 4 500 000 sujets alcoolo-dépendants et alcooliques à l'origine de 41 000 morts annuelles). C'est pourtant vers ces chiffres désastreux que ferait tendre la légalisation du cannabis. Ces chiffres sont à comparer avec les (on répugne à dire seulement) 3 400 morts annuelles des accidents de la route.

Comment ceux qui ont accompagné, épaulé, encouragé, appuyé cette épidémie cannabique peuvent-ils s'en servir aujourd'hui pour requérir la légalisation de cette drogue. Quel curieux raisonnement les conduit, alors que tout s'embrase, à vouloir faire disparaître les extincteurs de la loi ?

L'été invite à un peu de légèreté, même dans l'évocation de ce grave problème. Je me souviens d'une plaisanterie de jeunesse qui nous amusait beaucoup : « Le comble du culot, c'est de déféquer *(on le disait autrement)* devant une porte et de tirer la sonnette pour demander du papier. » L'attitude de nos pro-légalisateurs mime assez bien cette saynète.

Alors qu'ils se sont escrimés à faire monter ce péril, ils le mettent maintenant à profit pour asseoir leur revendication. Ils ont banalisé cette drogue. Ils ont contesté la réalité de ses nombreux méfaits physiques et psychiques. Quand les preuves se sont accumulées, les rendant irréfragables, ils se sont appliqués à les minimiser. Ils n'ont participé à aucune prévention. Ils en ont contesté la pertinence, au point même d'en contredire les arguments. Cette absence de prévention vient d'ailleurs d'être dénoncée par l'Observatoire européen des drogues et toxicomanies (OEDT).

Depuis vingt ans, ils n'ont cessé de laisser espérer sa légalisation imminente. Ils ne se sont pas émus de son trafic éhonté dans les cités sensibles ; ils ont protesté à l'idée qu'on « s'y attaque au karcher » (c'est vrai qu'il s'est agi d'un effet d'annonce, comme en sont coutumiers nos politiques). Ils ont omis de restituer que la France, sur les 28 États membres de l'Union européenne, était de loin son premier consommateur. Très en dehors de leur domaine d'expertise (quand ils en ont un), ils ont magnifié ses potentialités pharmacothérapeutiques, accréditant l'idée qu'il convenait à nombre de maux et qu'ainsi étant bon pour tout, il était bon pour tous.

Ce *shit* (dans sa traduction anglaise) me ramène au « comble du culot ». Aux coups de sonnette de ces pollueurs de l'esprit public et de la santé de nos concitoyens, ce n'est pas le papier de la légalisation qu'il faut leur donner ; c'est un seau d'eau évacuateur qu'il faut leur jeter. Les « décideurs » auront-ils ce courage ? Nous les observons, car leurs coups de sonnette redoublent...

– 24 –

Les tests urinaires permettraient de faire reculer le cannabis et les autres toxicomanies dans notre jeunesse

Les associations de parents d'élèves devraient s'efforcer de faire rompre la loi du silence, l'omerta, qui prévaut dans les établissements de l'enseignement secondaire, sur les toxicomanies. À toujours repousser la poussière sous le tapis, il ne peut plus en cacher davantage. Il faut libérer la parole pour aborder enfin frontalement ce grave problème.

Ces associations devraient interroger régulièrement les chefs d'établissements sur le degré de contamination de leurs collèges ou de leurs lycées par le cannabis et les autres drogues, ainsi que du détail des mesures qu'ils prennent pour en contrôler l'extension.

Une bonne appréciation du degré d'intoxication pourrait être obtenue par une consultation des élèves pratiquée par l'infirmière de l'établissement (les médecins scolaires y étant de moins en moins présents). Cette consultation annuelle comporterait : leur pesée ; leurs mensurations ; la réponse à un questionnaire de santé (qu'analyserait l'infirmière, qui transmettrait au médecin, en charge de plusieurs établissements, les fiches lui suggérant l'existence de problèmes) ; l'émission d'urines pour la recherche de glucose, de protéines, de corps cétoniques, d'hématies… Ces recherches seraient pratiquées à l'infirmerie (au moyen de bandelettes réactives), puis le prélèvement urinaire, rendu anonyme, serait confié à un laboratoire d'analyses médicales. Il déterminerait le nombre d'élèves de la classe dont les urines comportent des cannabinoïdes, ainsi que d'autres drogues dûment caractérisées. Cette information brute serait communiquée au chef d'établissement, au médecin scolaire, à l'infirmière scolaire, aux associations de parents d'élèves. Si dans une classe la proportion des consommateurs de drogues atteignait des chiffres élevés (par exemple 10 % de l'effectif, soit plus de trois élèves par classe) des actions spécifiques seraient mises en œuvre : information des parents via leurs associations ; dispensation aux élèves de cours portant spécifiquement sur les aspects sanitaires de ces toxicomanies ; rappel et justification des lois et des décrets régissant ces drogues.

Selon des modalités mises au point par les associations de parents d'élèves, des parents seraient présents à tour de rôle autour des établissements, aux heures de rentrée et de sortie des élèves ; ils disposeraient d'un numéro de téléphone (gendarmerie, ou police nationale, ou police municipale) leur permettant d'avertir, en toute discrétion, des trafics opérés par des dealers, avec leur description pour faciliter leur identification et permettre de les fouiller.

Ces associations devraient requérir que dans les cours de récréation les élèves ne soient pas laissés sans surveillance. La présence d'adultes, et pourquoi pas d'enseignants, serait l'occasion de ces échanges intergénérationnels qui sont manifestement déficitaires ; ils porteraient sur des sujets non abordés en classe. Ils témoigneraient de l'attention et de l'intérêt que portent les adultes à la jeune génération.

– 25 –

Cannabis : il va bientôt être difficile de faire pire

En France, plus qu'ailleurs, le nombre d'adolescents s'adonnant aux drogues est élevé et continue de s'accroître. C'est à ce stade qu'intervient inopportunément la dépénalisation de fait de la consommation de cannabis, puisque ce qui était un délit est remplacé par une simple contravention, ne laissant pas de traces. Un bilan si pitoyable devrait inciter les citoyens à interpeller les « pouvoirs publics » et à demander des comptes à ceux qui ont laissé filer, quand ils n'ont pas encouragé, le développement de cette pandémie qui s'abat sur notre jeunesse et la subjugue.

On nous laissait espérer que jeunesse passerait et avec elle la consommation de cannabis. Il n'en est rien, l'opinion, là encore, a été abusée. La consommation ne disparaît plus lors du passage à l'âge adulte, au mieux diminue-t-elle. Ces adultes consommateurs se font alors plus véhéments pour requérir sa légalisation. Ils ne supportent plus de devoir se cacher tels des bizuts pour l'acquérir. Ayant atteint l'âge du droit de vote (même s'ils l'exercent souvent avec un certain décalage temporel), ils pèsent sur les choix politiques en cette matière. Cette pression serait accrue par l'avancement du droit de vote à l'âge de seize ans que certains réclament (innocemment ?). Pour peser sur les choix sociétaux, certains voudront exercer des responsabilités publiques ; il n'est pas prévu que leur manque d'exemplarité (dont ils peuvent même se vanter) les en écarte. D'ailleurs, comment seraient-ils désignés à la critique publique, puisque leur consommation de cannabis ne sera pas inscrite sur leur casier judiciaire.

Parmi les 28 États membres de l'Union européenne, la France est le tout premier consommateur de cannabis. Les tendances perceptibles font craindre notre encore plus grande échappée du peloton européen. L'expérimentation s'effectue désormais au collège. Or, plus tôt la drogue est essayée, plus vite elle est adoptée et plus gravement son utilisateur s'en trouvera affecté.

Au cours des 30 dernières années, à la demande et à la satisfaction de ses consommateurs, la teneur en tétrahydrocannabinol (THC, le principal composant psychotrope et toxicomanogène du cannabis) s'est accrue d'un facteur 6,5 dans les produits en circulation (la résine = haschisch/shit, ou la plante = marijuana).

De nouveaux modes de consommation sont apparus, qui accroissent la cession du THC à l'organisme : la pipe à eau ; la cigarette de tabac taguée par de l'huile de cannabis ; le détournement des vapoteurs avec des recharges d'huile de cannabis ; le *dabbing* (utilisant le produit d'extraction par le butane liquide de la résine de cannabis), des sprays, des pâtisseries, les « *space cakes* »...

Malgré son caractère illicite, la disponibilité du cannabis est très grande. Sa vente mobilise plus de 200 000 *dealers*. Son prix modique ($\approx$ 7 € le gramme) le rend accessible à beaucoup de budgets.

L'auto-culture se développe, facilitée par la vente libre du matériel de culture dans les « *grow shops* », qui ont pignon sur rue et par l'achat des graines sur le Net, qui sont livrées à domicile par La Poste.

Les buralistes vendent de grandes feuilles de papier à cigarettes, qui sont exclusivement dédiées à la confection des « pétards ».

L'Observatoire européen des drogues et toxicomanies (OEDT) vient de tancer la France pour sa défaillance en matière de prévention. De l'école à l'université, dans la meilleure des hypothèses, il n'est traité des drogues et toxicomanies que pendant une à deux heures, alors que la Suède y consacre une quarantaine d'heures ; c'est la raison pour laquelle la nation suédoise peut s'enorgueillir de compter (en proportion, bien sûr) 10 fois moins de toxicomanes que la moyenne européenne.

Les « décideurs » politiques ont cru acheter la paix dans les cités en y laissant prospérer le commerce des drogues (du cannabis particulièrement). Ils ont laissé s'y développer un état de guerre latent et s'installer une sorte d'école de la délinquance. C'est à partir de ces « quartiers sensibles » que s'opère l'intoxication des jeunes et désormais moins jeunes des quartiers « favorisés ».

L'intoxication de nos jeunes devrait s'accroître, leurs parents de plus en plus consommateurs leur transmettant, par des mécanismes épigénétiques que l'on a déjà évoqués (cf. *supra*), une vulnérabilité accrue aux drogues qui s'exprime dès l'adolescence.

Les parents ont consommé du cannabis et leurs enfants sont devenus des *junkies*. La grande fabrique des camés, des shootés, est en marche, avec la fabrication des Bêtas (dans tous les sens du terme) du *Meilleur des mondes* d'Aldous Huxley.

Alors, « Stop ! » ou « encore » ?

– 26 –

« Le temps ne fait rien à l'affaire »
(à la façon de G. Brassens)

Les p'tits cons-ommateurs de cannabis rejoignent les vieux cons-ommateurs.

La toxicomanie est faite de continuums : continuum des produits qui s'ajoutent dans l'ordre d'intensité de leurs effets et de toxicité croissante ; continuum générationnel, les jeunes cons-ommateurs d'hier devenant, pour un certain nombre d'entre eux, les vieux cons-ommateurs d'aujourd'hui.

La revue *Drug and Alcohol Dependence*, dans un article intitulé : « Marijuana use by middle-aged and older adults in the United States, 2015-2016 », 2018, 191, 337-381, montre un accroissement du nombre d'adultes d'âge moyen et de séniors qui s'adonnent désormais au cannabis. Cette publication s'intéresse à des adultes d'âge moyen (dont 9 % d'entre eux en sont consommateurs), ainsi qu'à d'autres de plus de 65 ans (dont la proportion des consommateurs est encore de 3 %). Cette dernière population était jusqu'à maintenant « passée sous les radars ».

Essayons d'imaginer l'histoire de ces vieux fumeurs de shit.

Il y a ceux qui sont entrés tôt dans cette addiction et qui n'en ont pas été gravement affectés, même si leurs parcours familiaux et/ou professionnels ont été sans doute plus chaotiques, avec une altitude de croisière plus basse qu'elle n'eut été s'ils s'en étaient abstenus. Parmi eux, certains n'ont jamais arrêté de consommer ; la tolérance à certains effets gênants du cannabis les y a aidés.

D'autres, dont les activités imposaient qu'ils s'en abstiennent, ont arrêté. Mais à l'heure de la retraite, désœuvrés, sans famille, ou s'en étant détachés, ils s'étourdissent et trompent leur ennui, leurs regrets, leur inutilité ou leurs échecs, en renouant avec la fumée du cannabis. Pour ne pas encourir les condamnations prévues par la loi, ils militent évidemment pour l'abolition de la loi qui le prohibe.

N'oublions pas les « bobos » qui s'encanaillent en fumant du shit, pour revivre des jouissances de leurs jeunes années, souvenirs des barricades de mai 1968 ; cette « vérolution » qui a laissé à ces pauvrets l'illusion d'avoir eu le courage de leurs aïeux dressant des barricades, au péril de leurs vies, pour forcer l'histoire. Ils requièrent aussi, bien sûr, la légalisation de toutes les drogues. C'est intrinsèquement dans leur nature pétitionnaire ; attisée par le plaisir « d'emmerbéter » le « *catho tradi* » et le « *bourgeois* ». Cela leur donne la sensation d'être vraiment urbains, branchés, au-dessus du *vulgum pecus* et de conchier le populisme.

Référons-nous aussi au « jeunisme » dans deux de ses principales versions : épauler par principe les revendications des jeunes, sans se donner le mal de trier entre celles qui sont justifiées et celles qui leur sont délétères et, bien sûr, repousser les limites de leur vieillissement, en mimant les pratiques d'une frange de la jeunesse.

Concédons à ces individus mûrs et pour certains déjà blets, qu'à leur âge les méfaits du cannabis seront moindres et bien différents de ceux qui affectent nos ados. Déplorons que pour satisfaire leurs caprices, ils se moquent éperdument d'exposer les jeunes à cette drogue si délétère.

Indifférents au fait de mourir idiots, il n'est pas dans leurs plaisirs de se coucher moins sots qu'ils se sont levés.

L'usage nouveau du cannabis chez les adultes d'âge moyen et chez les séniors justifie d'effectuer des études spécifiques sur les conséquences sanitaires de cette drogue à ces âges, ce que l'on ignore encore largement.

On leur saura gré de se prêter bénévolement à cette expérimentation ; néanmoins, avec leur manie de tout se faire rembourser, craignons qu'ils revendiquent, avec la légalisation du cannabis et la diffusion d'un « cannabis thérapeutique », la participation de la « sécu » à leurs dépenses.

– 27 –

Cannabidiol pour tout,
cannabidiol pour tous

Dans le chanvre indien, à côté du tétrahydrocannabinol (ou THC) existe, en proportions variables, du cannabidiol (ou CBD). Le THC ayant été très malmené par l'accumulation de données sur ses nombreux méfaits, ceux qui misaient sur les revenus de la culture de cannabis se voyaient contraints d'y renoncer. «Mauvaise pioche» pour ces capitalistes sans foi, contournant les lois ou s'appliquant à les faire modifier. Loin de se préoccuper de la santé physique et psychique des consommateurs ainsi qu'indifférents aux plus élémentaires attentions humanistes, ils avaient investi des sommes considérables pour la production du cannabis. Pour se préparer à sa légalisation, ils construisaient des serres ; ils recrutaient des commandos de lobbyistes et d'agents commerciaux. Cette diabolisation du THC allait-elle ruiner leurs énormes investissements ? N'y pensez pas ! Où il y a de juteux intérêts il y a au moins une issue de secours qui, en l'occurrence, est vite devenue une avenue. Elle leur a fait changer leur cannabis d'épaule, en misant cette fois sur le CBD. L'appât du gain rend imaginatif et malicieux, surtout quand quelques essais pharmacologiques viennent épauler le projet ; ainsi furent décrits des effets anti-épileptiques, anti-inflammatoires, anxiolytiques, et pendant qu'on y était, toujours plus fort, anti-cancéreux. Il fallait bien sûr claironner que le CBD était dépourvu des effets psychotropes qui malmenaient la respectabilité du THC. Il fallait l'en démarquer, le débarrasser de ses effets délétères ; ces méfaits qu'ils avaient longtemps contestés, mais qui étaient devenus indiscutables (ivresse, délire, hallucinations, anxiété, dépression, déclenchement de la schizophrénie, perturbations de la capacité d'apprendre, incitations à la consommation d'autres drogues, etc.). Le CBD s'est vu alors impartir de multiples effets bienfaisants : anti-stress, anti-insomniaques, antalgiques, orexigènes, antiépileptiques, antidépresseurs, anti-addictifs vis-à-vis de l'alcool, du tabac, du THC ; poursuivons : des effets anti-schizophrénie ; anti-Alzheimer, une activité dans d'autres maladies neuro-dégénératives, et même dans la terrible sclérose latérale amyotrophique. D'une façon mieux documentée, lui a été décrite une certaine efficacité dans des formes d'épilepsies rares de l'enfant : la maladie de Lennox-Gastaut et le syndrome de Dravet ; efficacité pour laquelle les médias ont fait beaucoup de bruit, même si cela ne devrait concerner que quelques centaines de patients en France ; en notant d'ailleurs que l'effet bénéfique du CBD ne s'observe que lorsqu'il est ajouté, et non pas substitué, aux différents médicaments déjà administrés. Hors le système nerveux, il est encore prêté au CBD des effets anti-cancéreux, anti-inflammatoires, anti-stress oxydatifs, anti-diabétiques (type 1), antimicrobiens, anti-acnéiques, anti psoriasiques et même dans la COVID-19.

N'en jetez plus, les limites de la plus grande crédulité sont explosées, mais le but est atteint, puisqu'il suscite de vives attentes, de vains espoirs et que ses ventes atteignent déjà un niveau élevé. Quelques journaux et revues en font l'apologie/la publicité sur des pages entières. Le CBD deviendrait presque le « médicament du siècle ». Dans les produits qui sont commercialisés, le taux de THC ne doit excéder 0,1 %, ce qui est souvent réalisé. Ses multiples et bienfaisants effets, au principe « qu'il n'y a pas de mal à se faire du bien », a attiré une importante clientèle dans les boutiques proposant ce miraculeux produit. Elles sont apparues simultanément, comme champignon en un automne pluvieux. Leur stock fut d'autant plus rapidement épuisé que le ministère déclarait qu'il allait les faire fermer. Ces pompes à CBD furent prises d'assaut, à l'instar de ce qui survient quand on annonce que pourraient être bloquées des raffineries de pétrole.

Une publication a pourtant été passée sous silence, qui fait état de la transformation au niveau de l'estomac du CBD en THC, sous l'influence de l'acidité qu'y fait régner l'acide chlorhydrique. Ainsi, le THC, peu présent dans le flacon de CBD, se forme à partir de ce dernier dans l'estomac ! Voilà de quoi « estomaquer » les crédules abusés. Cette information est pourtant connue depuis le 8 avril 2016, par l'étude réalisée par M. John et coll., « Identification of psychoactive degradants of cannabidiol in simulated gastric and physiological fluid », *Cannabis and cannabinoid Research Vol. 1*, n°1. On comprend alors les effets secondaires (somnolence, asthénie) qui ont été observés au cours d'études cliniques chez 45 % des utilisateurs (enfants en particulier).

La MILDECA, ayant constaté que certains échantillons comportaient du THC, fit fermer des boutiques. À l'étranger, l'opération « CBD pour tout – CBD pour tous » est une vraie réussite… capitalistique. On assiste ainsi à une grande confusion entre médicament, placebo, produit de confort. Un restaurateur de Pontoise, dans un journal local, faisait récemment la publicité de sa cuisine au CBD. Déjà sont disponibles des huiles, gélules, chocolats, cookies, bonbons, chewing-gums, lotions, baumes, crèmes, suppositoires, recharges pour cigarettes électroniques, vaporisateurs thermiques…

Cette « manip » du CBD, **C**'est **B**êtement **D**ébile… Même dans notre Nation qui dépense beaucoup pour le développement de l'intelligence et de l'esprit critique de ses citoyens, cette « manip » du CBD fonctionne très bien. Souhaitons que dans son large spectre d'activités, il ait aussi le pouvoir d'ouvrir les yeux et l'esprit des utilisateurs subvertis.

– 28 –

Zéro pour le « Un-1 »

Le 4 juillet 2018, un hebdomadaire qui m'était inconnu, *Le un-1*, en son numéro n° 209, m'a été prêté par une collègue (membre de notre CNPERT). Elle souhaitait le confronter à ma connaissance du cannabis constituée au cours de ces vingt dernières années. Faussement ingénue, elle ajouta : « J'aimerais savoir ce que vous en pensez. »

Ce journal est édité sur une feuille unique dont le dépliement fait apparaître 16 feuilles/32 pages, d'un format 21x29,7 (facilité d'impression, réduction du coût ?).

Le fumeur de cannabis doit se débrouiller de ce format pour accéder à la continuité du texte ; cela peut constituer un test pour apprécier ses capacités cognitives. Pour n'en rien perdre, il pourrait acheter deux numéros pour les afficher sur un mur, l'un sur une face et l'autre sur l'autre. Dispensez-vous de ces dépenses et contorsions, vous échapperez à l'ennui et, comme moi, à l'exaspération.

La brève interview d'une neurobiologiste explique assez bien (7/10) le mécanisme d'action de cette drogue ; elle évite de porter toute attention à ses méfaits physiques, tout au plus effleure-t-elle ses méfaits psychiques. *Exit* l'anxiété, la dépression, les altérations cognitives, la désinhibition et les prises de risques ; la schizophrénie est tout juste citée.

Tous les autres articles sont grossièrement favorables à sa légalisation. Ils psalmodient tous les poncifs qui nous sont infligés depuis deux décennies : amélioration de la qualité des produits en circulation (« ne craignez plus, le *chichon* sera bon ») ; la prévention pourra enfin se développer (pourquoi bénéficierait-elle de celle qui n'a pas été consacrée au tabac et à l'alcool ?) ; cela libérera la police de tâches inutiles (devra-t-elle ignorer les trafics des dealers convertis à d'autres drogues ; à moins qu'on les légalise toutes, mais c'est trop tôt pour l'annoncer) ; cela rapportera des taxes à l'État : après Vespasien et ses impôts sur les édicules, ce seront des taxes sur le shit (selon la traduction de ce terme anglais désignant le « cacannabis ») ; cela créera de nouveaux emplois pour les dealers, qui se reconvertiront dans la cannabiculture ou deviendront vendeurs dans les nouvelles boutiques dédiées à la vente du cannabis et des nombreux produits dérivés qui en contiendront.

On ne devrait pas oublier de citer les emplois créés dans les hôpitaux psychiatriques, qui déjà regorgent de victimes de la consommation illicite de cannabis, ni ceux nécessaires à Pôle emploi pour prendre en charge ces jeunes gens que le cannabis a rendus difficiles à insérer dans une activité professionnelle.

Ajoutons la création d'industries pour mettre le cannabis à toutes les sauces : boissons, gâteaux, chocolats, cosmétologie…

La découverte tardive de cet hebdomadaire (qui sévit depuis déjà 219 semaines) ne m'a créé aucun regret. Sur le cannabis, ses messages biaisés, tronqués, orientés, me font craindre qu'il ait traité sur le même mode les autres thèmes qu'il a antérieurement abordés.

Avec la manie docimologique d'un universitaire, acquise au cours de 50 ans de correction de copies et d'examens oraux, est née l'habitude de synthétiser mes évaluations par une note. J'attribuerais 1/20 au numéro de ce journal. Ne le trouvant pas dans votre kiosque à journaux, vous économiserez 2,80 €.

Voilà, chère Françoise, l'avis que vous m'avez demandé.

– 29 –

« La fumette qui rend bête »
permet aussi de le rester

Deux études indépendantes – l'une australienne, publiée dans *The Lancet Psychiatry* (E. Silins, R. Mattick), l'autre suédoise, publiée dans *Drug Alcohol Depend.* (A.K Danielsson, P. Allebeck) – quantifient ce que l'on savait tous (ou presque), à savoir que l'usage du cannabis chez les adolescents peut « plomber » la suite de leur existence. La première étude montre son énorme impact sur l'échec dans l'enseignement secondaire ; la seconde montre ses conséquences sur la marginalisation sociale, évaluée au travers de l'attribution de l'aide sociale à l'âge adulte.

Pour apprendre, il faut : à tout le moins être éveillé ; ne pas être ivre ; être attentif ; focaliser son attention sur ce qui a du sens et de l'importance ; rompre avec une vision du type cinématoscopique de l'environnement, car qui trop embrasse mal étreint ; ne pas délirer (c'est-à-dire que la pensée ne doit pas être coupée du réel) ; ne pas avoir d'hallucinations (i.e. de perceptions erronées, fallacieuses, irréelles) ; entendre les sons tels qu'ils sont émis et non pas déformés (comme ces musiques pauvres et répétitives que le cannabis transforme en symphonies) ; être capable d'élaguer le superflu de messages souvent trop riches, pour n'en traiter que l'indispensable. L'information est alors reçue par une structure cérébrale, l'hippocampe, où elle s'inscrit comme une mémoire à court terme, une mémoire de travail, une mémoire opérationnelle, où elle est comme écrite avec une encre sympathique qui pâlirait pour bientôt disparaître, à moins qu'un travail de consolidation permette sa réécriture avec une encre indélébile dans un autre registre ; celui d'une mémoire à long, voire à très long terme, support d'une culture, d'une biographie. Le THC, en réduisant au très long cours la libération dans l'hippocampe d'un neuromédiateur, l'acétyl-choline, impliquée d'une façon majeure dans la formation de cette mémoire à court terme (c'est ce médiateur qui fait défaut dans la maladie d'Alzheimer), perturbe la formation de cette mémoire, sans laquelle, on l'a dit, ne peut se former une mémoire à long terme. La mémoire à court terme permet de terminer une phrase dans la logique de son début ; elle permet d'exprimer une phrase dans la logique et la suite de la précédente. Elle évite le saut du coq à l'âne de la pensée et de son expression.

L'analyse neurobiologique montre que le cannabis diminue l'apport sanguin (de glucose et d'oxygène) au cerveau et en particulier à l'hippocampe. Elle montre aussi que le THC pénétrant dans les neurones agit sur leurs mitochondries, qui sont les centrales énergétiques des cellules. Ce faisant, il diminue la production de leur carburant principal, l'ATP (adénosine triphosphate). Tous ces éléments, opérant simultanément, affectent la formation de la mémoire à court terme. C'est ainsi que « le *chichon* rend con » et que « la fumette rend bête ». Ajoutons à ces mécanismes qu'apprendre est effort, est volonté, s'inscrit dans une ambition, or le THC est à l'origine d'une aboulie, d'un syndrome amotivationnel, d'une paresse : « Pétard du matin – poil dans la main, pétard du soir – trou de mémoire. »

– 30 –

Pourquoi le cannabis comme son THC ne devraient pas accéder à la dignité de médicament

En France, un arrêté ministériel, imprudent et hâtif, a légalisé « le cannabis thérapeutique » et a autorisé aussitôt la mise sur le marché (A.M.M.) d'un mélange de THC et de cannabidiol, le Sativex®. Pourtant, six ans plus tard, ce médicament n'est pas disponible dans les pharmacies françaises. La « commission de transparence » de l'Agence nationale de sécurité du médicament (ANSM) a en effet estimé que le service médical qu'il pouvait rendre était négligeable, que son prix était prohibitif et qu'il ne pourrait prétendre qu'à un remboursement de 15 % de son prix par la Sécurité sociale.

Cet arrêté a été pris en rupture avec la plupart des principes et critères qui fondent la dignité de médicament. Cette bulle a éclaté au cœur d'une campagne menée par plusieurs lobbies qui militaient pour la dépénalisation et même la légalisation du cannabis à des fins récréatives ; certains d'entre eux demandaient même déjà la légalisation de toutes les autres drogues. Tous les pays qui ont légalisé le cannabis à des fins récréatives l'ont préalablement adoubé comme médicament.

Évoquons sous une forme condensée, énumérative, les aspects pharmaco-thérapeutiques du cannabis, afin de présenter les principaux arguments qui s'inscrivent, en l'état des connaissances actuelles, contre l'usage du cannabis ou de son THC comme médicaments.

1 – Le décret ministériel, paru au J.O. de la République Française, qui « autorise l'usage du cannabis et de ses **dérivés** »,

a été rédigé par un administratif pressé, ignorant qu'une plante, le cannabis, n'a pas de dérivés. Il voulait vraisemblablement parler de **constituants**, tels que le THC ou le cannabidiol… mais à ne pas les nommer, il les validait tous ; or les seuls cannabinoïdes (substances apparentées au THC et au cannabidiol) sont dans la plante au nombre d'une centaine, au côté de différentes autres molécules non cannabinoïdes.

2 – Depuis plus de trente ans, il n'est plus jamais fait usage en thérapeutique de cigarettes médicamenteuses ; sachant les méfaits, pour l'appareil broncho-respiratoire, des fumées issues de la combustion de végétaux.

3 – La combustion du cannabis produit 6 à 8 fois plus de goudrons cancérigènes que la combustion du tabac. La température de combustion du cannabis (marijuana) ou de sa résine (haschisch ou shit) est de 200 °C supérieure à celle du tabac, ce qui pousse plus loin sa décomposition thermique (pyrolyse) et produit davantage de goudrons.

4 – Cette température de combustion du cannabis, plus élevée que celle du tabac, génère cinq à sept fois plus d'oxyde de carbone (CO) ; ce gaz très toxique, en se fixant de façon irréversible à l'hémoglobine du sang, diminue sa capacité de transporter l'oxygène, depuis les poumons qui le captent, jusqu'aux tissus (muscles en particulier) qui le consomment.

5 – La toxicité du THC, le constituant principal du cannabis, est manifeste pour le corps : accélération du rythme cardiaque ; vasodilatation dans certains territoires ; déclenchement d'artérites des membres inférieurs, qui peuvent survenir chez le sujet jeune (donc beaucoup plus précocement que celles induites par le tabac) ; dans le même registre, et avec la même précocité, induction d'accidents vasculaires cérébraux. Il est la troisième cause de déclenchement d'infarctus du myocarde.

6 – Le THC est dépresseur de l'immunité ; il diminue ainsi la résistance que l'individu peut opposer aux agresseurs microbiens, ainsi que la capacité de l'organisme à éliminer les cellules cancéreuses qui se forment en permanence.

7 – Le THC perturbe la croissance ; à 20 ans, la taille de son consommateur régulier serait en moyenne de 10 cm et son poids de 4 kg inférieurs à ceux des adolescents qui n'ont pas fumé de cannabis.

8 – Le THC se concentre dans les testicules, où il réduit la sécrétion de l'hormone mâle, la testostérone. Il s'ensuit, au long cours, une baisse de la libido, un certain degré de régression des caractères sexuels masculins, ainsi qu'une diminution des spermatozoïdes dans le liquide séminal. De plus, le cannabis est incriminé dans la survenue d'une variété agressive de cancer du testicule (le germinome non séminome).

9 – Le cannabis fait mauvais ménage avec la grossesse ; trois femmes enceintes sur quatre qui le consomment sont incapables de s'en abstenir. Cela abrège la durée de leur gestation et conduit à la naissance de bébés ayant un plus petit poids que ne le ferait la seule prématurité. Le risque de mort subite inexpliquée est plus important chez ces «bébés cannabis» ; leur développement psychomoteur est retardé durant toute l'enfance ; la fréquence de développement d'une hyperactivité avec déficit de l'attention est accrue. Ils présentent dès l'adolescence une vulnérabilité aux toxicomanies.

Les méfaits du cannabis, du fait de son THC, sont encore plus importants et graves au niveau cérébral :

1 – Le THC induit une addiction (ou pharmacodépendance) qui concerne près de 20 % de ceux qui l'ont expérimenté (en France, on dénombre 1 500 000 usagers réguliers ; dont 900 000 usagers quotidiens et multiquotidiens).

2 – Le THC persiste dans le cerveau et les lipides de l'organisme durant des jours et même des semaines, aussi ses effets sont très persistants ; c'est « une drogue très lente ».

3 – Il perturbe l'éveil, l'attention, la mémoire à court terme (sans laquelle ne peut se former une mémoire à long terme) ; ce qui est à l'origine de graves perturbations cognitives et éducatives.

4 – Il produit une ivresse assez comparable à celle due à l'alcool avec lequel il donne lieu à une potentialisation mutuelle ; ainsi, la rencontre du cannabis et de l'alcool multiplie par 14 le risque d'avoir un accident mortel de la route, une étude récente multiplie ce risque par 29.

5 – Il induit des troubles délirants et hallucinatoires, tels ceux vécus au cours de la folie (schizophrénie).

6 – Parfois, en aiguë, il est à l'origine de crises d'angoisse, mais beaucoup plus souvent d'un effet anxiolytique ; ce dernier incite le sujet anxieux à en user et bientôt à en abuser ; une tolérance alors se développe, faisant réapparaître une anxiété plus intense qu'elle n'était avant l'abus du cannabis.

7 – Lors de ses premiers usages par un sujet dépressif, le THC peut être perçu comme antidépresseur, ce qui l'incite à en user, puis à en abuser, jusqu'à ce que l'effet disparaisse ; réapparaît alors une dépression intense, avec en embuscade son risque suicidaire.

8 – Au rythme où les effets du THC s'atténuent, le cannabinophile y ajoute souvent d'autres drogues, développant ainsi une polytoxicomanie.

9 – Le THC peut déclencher une « psychose cannabique », qui ne régresse que sous un traitement antipsychotique ; pour que ce trouble ne réapparaisse pas, le sujet ne devra plus jamais consommer de cannabis.

10 – Le THC peut induire *de novo*, ou décompenser une vulnérabilité à la schizophrénie, avec l'apparition de cette affection grave, dont on ne guérit jamais.

Il va sans dire que tant de risques et de méfaits assombrissent beaucoup le paysage que certains voudraient composer pour un cannabis qu'ils qualifient de thérapeutique.

Ces méfaits principaux et souvent graves étant évoqués, considérons maintenant les effets pharmacologiques induits par le THC.

Les effets du THC sont multiples, en raison du grand nombre de récepteurs cérébraux sur lesquels il agit (les récepteurs CB1 = cannabinoïdes de type 1) et de leur caractère ubiquiste (i.e. présents dans toutes les structures cérébrales), d'où la multitude de ses effets ; sans préjuger de leur intensité. Citons pêle-mêle : des effets sédatifs, tranquillisants, analgésiques, myorelaxants, de diminution de la pression intraoculaire (en cas de glaucome), amnésiants, d'élévation du seuil épileptogène, d'augmentation de l'appétit (orexigène) ; de diminution des vomissements (antiémétique), d'induction de troubles de l'équilibre et de la coordination des mouvements…

Depuis Claude Bernard, à la suite de son maître François Magendie (cela fait plus d'un siècle), la thérapeutique répugne à administrer des soupes végétales, qui associent, dans des proportions non définies, des principes actifs divers et variés, dont les effets peuvent s'épauler ou au contraire se contredire. C'est déjà là un argument majeur qui invalide le cannabis.

La multiplicité des effets développés par le seul THC s'inscrit contre la notion de médicament. On attend d'un médicament qu'il développe un effet principal, majeur ; on peut éventuellement tolérer qu'il en induise un ou deux autres, correspondant à des effets latéraux (ainsi, l'aspirine, analgésique, qui peut être utilisée comme antiagrégant plaquettaire) que l'on peut parfois mettre à profit, mais raisonnablement pas plus. Avec le seul THC, on redécouvre la panacée, la thériaque. Ce serait un retour en arrière de plus d'un siècle. Si on sollicite par exemple une analgésie, non seulement on n'a pas besoin mais on va même être gêné par nombre des autres effets servis si-esse5nément « en prime », tels une ivresse, un appétit aiguisé, un état de sédation, des troubles de la coordination motrice, des troubles délirants, des hallucinations, une dépendance qui rend bientôt indispensable de l'utiliser en permanence afin d'échapper au mal-être que produirait sa privation. Ces effets, bien plus que des effets latéraux, sont manifestement adverses.

Les effets que l'on voudrait solliciter sont, individuellement, d'une intensité qui n'a rien d'exceptionnel, alors que l'on dispose, pour chacun des effets que développe le THC, d'authentiques médicaments, ayant souvent une meilleure efficacité et surtout une bonne spécificité d'action. Par exemple pour traiter le glaucome on dispose d'au moins 6 classes de médicaments différents, d'efficacité avérée. Pour agir sur les vomissements, on trouve dans la famille des sétrons, des molécules beaucoup plus actives que le THC. On notera au passage que l'addiction au cannabis peut donner lieu à une hyperémèse (vomissements incoercibles).

Ce qui qualifie avant tout un médicament, au point d'être consubstantiel à cette qualité, c'est le rapport bénéfices/risques. Quels bénéfices peut-on espérer que le patient en retirera et quels risques encourra-t-il à utiliser ce médicament. Ce rapport est spécialement mauvais pour le THC. On a fait disparaître récemment du marché une benzodiazépine myorelaxante, très efficace, pour moins de motifs d'incrimination.

Il importe aussi de considérer le devenir du THC dans l'organisme, dans ses interactions avec différents médicaments et surtout au travers de son exceptionnelle persistance à l'origine d'une imprévisible durée d'action.

Tout cela étant considéré, on peut affirmer aujourd'hui que le cannabis, en tant que tel, ainsi que son constituant psychotrope majeur, le THC, qui est le substrat de tous les appétits, ne devraient pas être acceptés en tant que médicament, dans les différentes indications proposées ou anticipées.

Le chercheur pharmacologue qu'a été l'auteur ne peut évidemment exclure que l'on découvre parmi les dizaines de cannabinoïdes que recèle le chanvre indien, un ou plusieurs d'entre eux qui développeraient d'intéressantes propriétés pharmacologiques, en l'absence d'effets adverses manifestes. Le cannabidiol/CBD, substance réputée non psychotrope, pourrait être un candidat sérieux ; cependant, en l'absence d'informations robustes, cette assertion est actuellement tout à fait prématurée (cf. *supra*).

– 31 –

Cannabis, schizophrénie, antipsychotiques et clozapine

Le cannabis rend fou, on le savait à partir de ses relations devenues irréfragables avec la schizophrénie. C'était d'ailleurs connu depuis que l'aliéniste (on dit aujourd'hui psychiatre) Jacques-Joseph Moreau (on ajoute parfois de Tours, où il avait fait ses études médicales, même si sa carrière l'a essentiellement fait connaître et briller à Paris) a écrit en 1853 un traité de plus de 300 pages intitulé « *Du haschisch et de l'aliénation mentale* ».

Il est constaté une très nette surreprésentation des consommateurs de cannabis chez les patients schizophrènes. Dans certaines observations 60 % d'entre eux en seraient consommateurs, alors que dans la population générale adulte 12 % des individus en consomment.

Le THC peut être responsable de la schizophrénie ; il peut l'induire *de novo*, ou décompenser un état latent et la faire apparaître ; il aggrave ses manifestations ; il provoque des reprises évolutives.

Les patients qui consomment du cannabis présentent une résistance au traitement qu'on oppose à leur schizophrénie (i.e. une résistance aux antipsychotiques). Cette résistance se traduit par une augmentation de leur durée moyenne de séjour hospitalier.

Parmi tous les antipsychotiques actuellement utilisés, la clozapine apparaît comme le plus régulièrement efficace d'entre eux. Elle parvient à maîtriser les troubles de patients qui résistaient aux autres antipsychotiques, utilisés pourtant aux doses usuelles. La clozapine est le seul antipsychotique dont le réceptogramme (i.e. l'ensemble des cibles biologiques qu'il affecte à ses posologies usuelles) révèle une activité antagoniste/bloquante des récepteurs CB$_1$ des endocannabinoïdes, ces récepteurs que stimule le THC. Ce constat conduit le pharmacologue à interroger les psychiatres : les formes de schizophrénies résistantes aux antipsychotiques, devant être plus nombreuses chez les consommateurs de cannabis, les patients qui résistent aux antipsychotiques et qui s'avèrent sensibles à la clozapine ne seraient-ils pas, en majorité, des consommateurs de cannabis ?

Un autre élément d'explication, qui n'exclut pas l'hypothèse précédente (qu'on aimerait voir explorée), a été apporté par Brzozowska et coll. (*Neuropsychopharmacol*, 2017, 2222-31, « The differential binding of antipsychotic drugs to the ABC transporter P-glycoprotein predicts cannabinoid-antipsychotic drug interactions »). Elle montre que chez la souris, l'exposition au THC s'oppose aux effets d'un antipsychotique, la rispéridone, sans modifier la liaison/fixation de l'antipsychotique à ses deux cibles principales (les récepteurs D$_2$ de la dopamine et les récepteurs 5HT$_2$ de la sérotonine). Par contre, il diminue les concentrations cérébrales de la rispéridone (et de son métabolite actif, la 9-hydroxy-rispéridone). Ces deux molécules sont d'excellents substrats d'un transporteur la P Glycoprotéine (P-gp) qui accroît leur sortie du cerveau. Le THC, en augmentant l'expression de ce transporteur au niveau de la barrière hémato-encéphalique, diminue la concentration cérébrale de ces deux molécules. Rien de tel n'est observé avec la clozapine, qui n'est pas un substrat de la P-gp. Cette observation invite à privilégier les antipsychotiques non substrats de la P-gp, pour traiter les schizophrènes consommateurs de cannabis… mais aussi à se faire pressant pour les empêcher de consommer cette drogue.

32

Commentaire d'une interview du Pr N. Authier, (président d'un comité constitué en vue d'analyser les potentialités thérapeutiques du cannabis) effectuée (le 30 juillet 2019) par le JIM (Journal international de Médecine)

Un comité a été constitué de façon temporaire par l'Agence nationale de sécurité du médicament (ANSM) afin d'analyser les potentialités thérapeutiques du cannabis.

Que d'honneur et d'intérêt pour cette plante, qui nous vient du fond des âges, qui fut inscrite à la pharmacopée et en a été radiée il y a une cinquantaine d'années, en raison de l'absence d'intérêts thérapeutiques notables alors qu'étaient perçus ses effets addictifs. Ces derniers se sont affirmés, avec le développement de variétés (cultivars) dont le taux de leur principe actif toxicomanogène, le tétrahydrocannabinol/THC, s'est accru régulièrement.

Pour présider ce comité temporaire a été nommé un médecin, psychiatre de formation, assez récemment converti à la pharmacologie, ce qui l'a promu au rang de professeur de l'université de Clermont-Ferrand. Son intérêt principal pour les analgésiques ne l'avait pas conduit à explorer à un niveau significatif cette propriété revendiquée pour le cannabis pour justifier sa réinscription à la pharmacopée.

D'une façon inhabituelle (c'est décidément une habitude, avec le cannabis, que d'être en rupture avec les bonnes pratiques communes), le président de ce comité a déjà éprouvé le besoin de communiquer, avant que ne soient tirées les moindres conclusions des travaux de ce comité.

C'est en réaction à ses propos qu'a été rédigée cette réponse à son interview du Journal international de médecine (JIM) ; réponse que ce journal a bien voulu reproduire.

Comment peut-il parler de « *cannabis thérapeutique* » au stade où se mettent en place des protocoles visant à déterminer son intérêt thérapeutique potentiel ?

Cet intérêt ne devrait être apprécié, du moins peut-on l'espérer, qu'à l'aune de son rapport bénéfices/risques. Ce n'est qu'à partir de l'évaluation de ce rapport qu'une substance pure, et donc bien définie, peut accéder à la dignité de médicament, si ce rapport est très favorable.

Comment parler de « cannabis thérapeutique » s'agissant d'une plante dont la composition varie selon le cultivar considéré ; selon les conditions de sa culture, les conditions climatiques, le moment de la récolte ; les modalités de conservation… « Végétal varie, bien fou qui s'y fie. »

Comment parler en 2019 de « médicament » s'agissant d'une véritable soupe végétale, à l'instar des thériaques et autres panacées (« universelles », comme l'inénarrable sirop Typhon) dont la thérapeutique s'est affranchie depuis plus d'un siècle. Dès le XVIIIᵉ siècle, Paracelse recommandait « d'extraire l'âme des végétaux afin d'en isoler la quintessence ». C'est à partir de François Magendie (1783-1855), puis de son élève et éminent continuateur Claude Bernard, que la thérapeutique a rompu avec l'impressionnisme, avec l'art, pour devenir une science, en recourant à des molécules pures et définies.

Les principes rigoureux qui fondent la pharmacologie moderne sont incompatibles avec ce retour au passé. On s'étonne qu'un universitaire (N. Authier) ne soit pas plus attentif au respect des règles de cette discipline.

Alors, bien sûr qu'on peut et même qu'on doit expérimenter tel ou tel cannabinoïde, parmi la centaine de ceux trouvés dans le chanvre indien, si l'on a de bonnes raisons de croire à son intérêt putatif dans une indication particulière. Cela doit s'effectuer avec la discrétion qui préside communément à tous les essais thérapeutiques et ne pas constituer une campagne publicitaire de pré-lancement, vendant la peau de l'ours avant de l'avoir tué.

Il est malencontreux de susciter des espoirs de soulagement de divers maux, en l'absence des preuves indispensables qui permettraient d'envisager une mise en œuvre thérapeutique.

Il y a actuellement à travers le monde plusieurs centaines, et même sans doute milliers d'essais thérapeutiques de substances variées, ne faisant l'objet d'aucun battage médiatique, ne suscitant pas la constitution de commissions spécialisées *ad hoc*, et ne donnant pas lieu à des interviews de ceux qui président à leur mise en œuvre.

On doit déplorer que celui qui préside ce comité temporaire exprime des conclusions avant la lettre, donnant à penser qu'elles sont déjà écrites ; il parle en effet, « *urbi et orbi* », de « cannabis thérapeutique ».

Certains s'appliquent, par une confusion des genres, à faire du cannabis un « médicament » bon pour tout et bon pour tous. Ils contribuent, sciemment ou non, à l'intense pression qui s'exerce en faveur de sa légalisation à titre récréatif.

Il est grand temps de revenir à la Science, à ses codes, à la Pharmacologie, à ses bonnes pratiques. Stop aux « manips » !

33

Quand un « philosophe » se décrédibilise par des arguments aberrants en faveur de la légalisation du cannabis

Dans le *Journal du Dimanche* (J.D.D.), le « philosophe » Gaspard Kœnig (GK), président d'un *think tank* (traduction : boîte à idées) « Génération libre », entonne un hymne de plus pour la légalisation du cannabis. Il reprend à son compte tous les poncifs éculés par deux décennies d'usages intensifs ; l'originalité ne serait-elle plus une caractéristique des philosophes autoproclamés ?

Notre « philosophe » a l'honnêteté d'avouer d'emblée qu'il a abandonné l'usage du café (qui pourtant rend plus intelligent[12]) alors qu'il continue de consommer épisodiquement du cannabis (hélas pour lui et ses déclarations, car la « fumette », ça rend bête). Il ne précise pas la fréquence de sa consommation. Sait-il qu'en raison de l'exceptionnelle persistance du THC dans l'organisme, fumer un joint tous les trois jours installe une imprégnation permanente par cette drogue, avec des effets déplorables sur la cognition (donc peut-être la sienne) ?

Répondons ici, point par point, à ses assertions.

« Parce que 17 millions de Français auraient déjà goûté au cannabis, et qu'ainsi un quart de la population aurait contrevenu à la loi, s'exposant à ses foudres maximales (jamais appliquées) *d'une année de prison »*, GK explique qu'« *il faut supprimer la loi* ».

---

[12] *Café, thé, chocolat – Leurs bienfaits pour le cerveau et pour le corps*, J. Costentin et P. Delaveau, Éditions Odile Jacob, 2013.

Un quart peut-être de la population ayant pu, au cours de sa vie, se livrer à des indélicatesses, allant d'un petit larcin au braquage d'une banque, justifierait-il la suppression de la loi interdisant le vol ?

« *La légalisation permettrait une consommation plus responsable* » ???

Désolé de ne pouvoir répondre à cette assertion, parfaitement incompréhensible ! Qu'est-ce qu'une consommation plus responsable ???

« *Elle éliminerait les trafics* ».

Les deux cent cinquante mille dealers à l'origine de ce trafic se reconvertiraient peut-être dans la vente du muguet, mais que feraient-ils en dehors du 1er mai ?

« *Cela permettrait de faire de véritables campagnes de prévention* ».

Laissons les préventeurs agir les premiers ; si leurs actions s'avéraient efficaces, on pourrait peut-être entendre les sollicitations en faveur de la légalisation. On ne peut attendre des préventeurs qu'ils rattrapent les errements engendrés par la légalisation du cannabis. Quand le coup est parti, plus rien ne permet le retour des plombs dans la cartouche.

« *Cela permettrait de mieux soigner ceux qui peuvent l'être* ».

Il y a donc des troubles à soigner (ne les ignorant pas, il « aggrave son cas ») ; mais alors mieux vaut les prévenir que les guérir, puisque l'on est actuellement incapables de sortir de l'addiction au cannabis celui qui y a succombé.

« *Les produits en circulation seraient de meilleure qualité* ».

Le cannabis d'État serait, on peut l'espérer, faiblement dosé en THC ; mais alors, le deal se porterait sur des produits plus « forts », qui sont de longue date recherchés, au point que, pour satisfaire cette clientèle exigeante, le taux de THC a été multiplié par 6,5 au cours des 40 dernières années dans les produits en circulation.

« *La légalisation au Colorado n'a pas entraîné une explosion des consommateurs* ».

Néanmoins, un accroissement très manifeste a été constaté, au point que sur une plus longue période, cette diffusion pourrait s'apparenter à une épidémie.

« *Chacun doit avoir la liberté de vivre sa vie, à condition d'être majeur et informé* ».

N'oubliez pas, GK, que dans la société d'assistance (à crédit) qu'a choisie la société française, ceux que la drogue a fait sombrer sont à la charge de tous. N'ayant pas/n'ayant plus les moyens d'assurer avec nos seules ressources (autrement qu'à crédit) la prise en charge des détresses inévitables de la vie, tout doit être fait pour ne pas en recruter de supplémentaires. Sachez en outre que la permissivité que s'arrogent les adultes ne tarde pas à gagner les mineurs. Le « faites ce que je dis, ne faites pas ce que je fais » ne tient pas bien longtemps.

« *Il faut réorienter l'agriculture française* » ; « *La France rate le coche ; alors qu'elle pourrait devenir leader, du fait du poids de son marché intérieur* ».

Exit les cultures vivrières, aussi indispensables que peu rémunératrices ; avec le cannabis (qui intoxique), la valeur ajoutée sera considérable. D'autant que la libération du produit décuplera sa consommation et la demande. À votre place, GK, j'aurais vraiment honte d'avoir écrit cela…

« *Cela fera rentrer l'argent du marché noir dans le circuit classique* ».

Il est vrai qu'en toute impudence, la France (à la demande de l'UE) va s'offrir quelques points de PIB supplémentaires en intégrant pour son calcul le chiffre d'affaires du commerce des drogues.

« *Les petits dealers hors-la-loi deviendraient des entrepreneurs agréés* ».

Ce n'est pas beau, cela ? Pour moi, c'est tout simplement honteux !

Je conteste à GK, pour maintenir la bonne image que j'ai encore de plusieurs philosophes, le droit d'exciper de ce titre. « Il n'est de richesse que d'Hommes » ; en bonne santé, visant à un esprit sain, dans un corps sain ; ni shootés, ni camés, ni paumés.

Reprenez du café[13], G.K., avec modération bien sûr, et arrêtez immédiatement le cannabis qui vous fait proférer des énormités.

---

[13] *Café, thé, chocolat – Leurs bienfaits pour le cerveau et pour le corps*, J. Costentin et P. Delaveau, Éditions Odile Jacob, 2013.

34

Paris Match et le cannabis[14] :
une anthologie de la désinformation,
de la rouerie, de la manipulation des
faits et des esprits

Ce n'est cette fois que sur l'espace d'un sixième de page, présenté sous la forme d'une question «*LE CANNABIS – Contre la psychose ?*», qu'est à nouveau entonné, par le magazine *Paris Match*, un hymne à la gloire du cannabidiol (CBD), l'un des 200 constituants de la famille chimique des cannabinoïdes que recèle le chanvre indien.

Cet encart oublie de rappeler que le THC, principe psychotrope majeur du cannabis, est rendu responsable, parmi de multiples autres méfaits, de la schizophrénie (la folie au sens commun de ce terme). Un tel rappel dévaloriserait le cannabis, à un moment où d'aucuns requièrent sa légalisation. Cela survient après qu'ait été actée une large dépénalisation de sa consommation, par l'infliction d'une simple amende de 200 euros en solde de tout compte (puisque sans laisser de trace, ce qui permet d'ignorer les récidives).

Cet encart se garde d'indiquer que le THC, chimiquement très voisin du CBD, se forme à partir de ce dernier au contact de l'acidité du liquide gastrique. C'est sans doute pour cela qu'il fait dans l'euphémisme, en qualifiant le THC de «drogue douce addictive». Soit dit en passant, l'expression «drogue addictive» est un pléonasme, puisqu'une substance addictive est une drogue et qu'une drogue est une substance addictive.

---

[14] 17 au 23 janvier 2019, page 102, dans la rubrique «Votre Santé», «Le cannabis».

Cet encart vise à restituer une publication dont on ne connaîtra ni le titre, ni le nom de la revue où elle est parue, ni la date de publication, ni le nom d'au moins un des auteurs. Cet encart n'est pas signé, forme nouvelle de journalisme chirurgical, avec port de gants (pour ne pas laisser de traces), port d'un masque et d'une charlotte (pour ne pas être reconnu).

Cet encart, qui porte sur le CBD, une molécule bien définie, est illustré par une photographie de marijuana (suggestion subliminale).

Il relate un essai sur des sujets « à hauts risques de psychose ». Comment conclure à une efficacité sous prétexte qu'ils ne le deviennent pas. Le Coca-Cola à la plage ne peut être tenu pour responsable du fait que la grande majorité des baigneurs ne se noient pas. Sur les 19 sujets traités par le CBD vs. 17 autres sous placebo, le CBD a normalisé les anomalies de l'IRM fonctionnelle dans 3 zones cérébrales communément affectées par le processus psychotique. Ainsi présenté, cela correspondrait à 100 % d'efficacité. C'est si beau qu'on est impatient de lire cet article scientifique, mais comment le trouver ?

Paris Match (en novembre 2013) avait chanté sur 4 pleines pages (sous la plume de R. Zarzavatdjian) les effets thérapeutiques du cannabis. Après que j'ai communiqué à ce journaliste qui me sollicitait, une longue liste d'arguments s'inscrivant contre l'usage du cannabis en thérapeutique, ainsi que les avis négatifs exprimés sur ce sujet par les académies nationales et de Médecine et de Pharmacie, il n'en a retenu aucun. Ce n'était pas le moment d'invoquer le principe de précaution, alors que des producteurs de cannabis le déguisaient en panacée. Leur espoir fut ruiné par une avalanche de données convergentes qui invalidaient complètement le THC. Toutes ces serres édifiées pour la culture du cannabis devenues inutiles ? Toutes ces filières prêtes pour son négoce, annihilées/stérilisées ? Pas question ! À capitalistes géniaux, rien d'impossible ; ils ont transféré leurs espoirs fondés à l'origine sur le THC en d'autres espoirs reposant maintenant sur le CBD ; ils ont embouché alors les trompettes de cette nouvelle renommée ; « trompettes bien mal embouchées ».

Le pharmacologue, par vocation, par destination, est ouvert à toutes recherches susceptibles de déboucher sur des innovations thérapeutiques, surtout en des domaines où la pharmacopée est pauvre en médicaments efficaces. Il est par contre « vent debout » contre les manipulations et anticipations hasardeuses, qui font naître des espoirs à des stades bien trop préliminaires, jouant de la crédulité publique et mettant ces espoirs, *in fine*, au service de la légalisation du cannabis. Tout porte à croire que les conséquences de cette légalisation dépasseraient bientôt les dramatiques conséquences de celles du tabac et de l'alcool, qui sont responsables respectivement de 75 000 et 41 000 décès annuels en France.

– 35 –

Si « en mai, fais ce qu'il te plaît », garde-toi quand même de faire n'importe quoi

L'argent, stimulant psychique très addictif, exerce un attrait chez l'Homme qui s'apparente à celui exercé par la truffe chez les cochons, à l'instar du cannabis qui met en rut les plus avides.

Des médias vantent le miracle californien lié à la légalisation du cannabis. Elle fait flamber le prix de terres désertiques qui se prêtent à sa culture ; des banques pour le cannabis voient le jour ; le cours des actions du cannabis s'emballe ; des emplois sont créés en grand nombre dans les nouveaux métiers liés au « *chichon* ».

Il se dit même qu'un État américain, qui a légalisé la marijuana avant la Californie, allait rendre de l'argent aux contribuables, en raison des importants surplus budgétaires générés par le *shit*.

N'oublions pas dans cette action de grâce la mise à disposition à des milliers de malades, atteints de mille maux, de cet irremplaçable médicament, dont des méchants les privaient depuis des décennies.

« Alléluia, alléluia ! » entonnent ces médias.

« Ah les salopards ! » dirais-je, plus crûment.

Les aspects sanitaires et sociétaux n'intéressent plus ; ça, c'était l'ancien monde. Après l'homo *sapiens* et avant l'homo *deus*, voici l'ère de l'homo *drogus*, proche cousin de l'homo *addictus*.

Parfois pour un mieux, mais trop souvent pour le pire, les USA écrivent le brouillon de la partition que nous exécuterons dix ans plus tard. Leurs expériences devraient nous prémunir de leurs erreurs. Mais alors que nous répugnons à adopter leurs meilleures dispositions, nous avalisons tête baissée leurs errements. L'augmentation de la consommation de cannabis et d'autres drogues, dans les États ayant légalisé le cannabis, tout comme la flambée des *overdoses*/surdoses de morphiniques (fentanyl en particulier) sont tout au plus balbutiées par nos médias. La mondialisation ne devrait pas consister en une homogénéisation systématique des comportements et des législations à partir des pratiques de cette grande Nation, dont l'économie dominante présente certains signes qui donnent à penser qu'elle n'est pas assurée de sa pérennité.

Notre Nation entretient des rapports singuliers (en fait singulièrement mauvais), avec les drogues et toxicomanies. Elle est de ce fait, moins que toute autre, en droit de baisser la garde et d'aggraver ainsi les maux dont elle est atteinte à un niveau record. Nous, Français, parmi les 28 États membres de l'Union européenne, sommes de loin les premiers consommateurs de cannabis.

Nos médias nous incitent à faire pire. Ne les laissons plus nous rouler dans la farine. Trêve de leurs « manips », de leurs subterfuges, de leurs rouveries, de leurs embrouilles, de leurs manipulations de l'opinion, eux qui s'érigent en mentors et même en « faiseurs d'élections ». Pour contrer cette médiacrassie, organisons-nous pour les contredire et même les combattre. Leur dernière « manip », alors qu'ils collectionnent les faux-semblants, les feintes du regard, les informations sélectives partielles et partiales, consiste maintenant à se poser en détecteurs de ces « *fake news* » ; du type de celles qu'ils fabriquent et/ou relaient. On revit le « c'est celui qui dit qui est » des cours de récré d'autrefois. Quand ça les arrange, c'est forcément vrai, rien à vérifier, savourez, déglutissez. Par contre, quand ça les dérange, le mieux est de ne pas en parler. S'ils sont vraiment obligés d'en faire état, alors ils invitent à la plus extrême prudence ; « il manque des preuves ; c'est partiel, l'interprétation est poussée bien trop loin, affaire à suivre » disent-ils, pour ne plus en reparler.

– 36 –

Un rayon de soleil dans « le ciel bas et lourd » de l'addiction au cannabis

On est totalement démuni pour détacher du cannabis celui qui en est devenu dépendant. Ce constat justifie tous les efforts qui doivent être déployés pour empêcher nos jeunes de sombrer dans cette addiction.

Une publication qui date déjà de 2014 (mais « le génie est une longue patience », comme la gestation d'un nouveau médicament, souvent de l'ordre de la dizaine d'années) donne à espérer l'avènement d'un traitement pharmacologique permettant d'instaurer l'abstinence au THC. Elle est parue dans la prestigieuse revue *Science* : « *Pregnenolone can protect from cannabis intoxication* », *Science* 2014, 346, 94-98. Elle associe plus de 20 chercheurs (de Bordeaux, Barcelone, Aberdeen en Écosse, Greensboro aux USA).

Ces auteurs ont constaté que l'administration au rat du tétrahydrocannabinol/THC accroît la synthèse cérébrale de la prégnénolone (PREG), un dérivé du cholestérol, précurseur de la synthèse d'autres stéroïdes actifs au niveau cérébral : des « neurostéroïdes ». De plus ils constatent que cette PREG se comporte comme un antagoniste fonctionnel des récepteurs sur lequel agit le THC (les récepteurs CB_1). Ainsi l'administration de hautes doses de cette PREG réduit notablement divers effets du THC, en particulier ceux de la tétrade caractéristique : hypothermie, catalepsie (attitude figée), akinésie (rareté des mouvements), analgésie.

Le THC accroît de façon intense (+150 %) et durable (2 heures) la production de PREG. Un inhibiteur de la synthèse de PREG (l'aminogluthétimide), qui s'oppose à sa production, intensifie les quatre effets précités. D'autres effets du THC, qui procèdent de la stimulation de ses récepteurs CB_1, tels l'accroissement de la prise alimentaire et la perturbation de la mémoire, sont prévenus par l'administration de PREG.

Au plan neurobiologique, la PREG s'oppose à l'inhibition de la libération de deux neuromédiateurs : le GABA et le glutamate, que suscite le THC. La PREG s'oppose aussi à la libération dans le noyau accumbens de dopamine que provoque le THC (cette augmentation dans le noyau accumbens de la concentration extracellulaire de dopamine est une caractéristique commune à toutes les drogues). La PREG réduit aussi l'auto-administration intraveineuse d'une substance voisine du THC (le WIN 55-212-2) qui stimule, comme lui, les récepteurs CB_1.

La PREG ne trouble pas la liaison du THC à ses récepteurs CB_1 ; elle agit néanmoins à leur niveau en s'opposant à la naissance ou à la transmission du signal qu'aurait dû produire le THC en les stimulant. La PREG se comporte donc comme un « modulateur allostérique » de ces récepteurs. Comme ces chercheurs, on imagine que des molécules ayant une structure chimique inspirée de celle de la PREG pourraient reproduire ses effets, après une administration par voie orale et sur un mode plus intense et plus durable que le fait la PREG. Elles annihileraient les effets du THC et permettraient d'arrêter sa consommation. Laissons-leur le temps de valider ce concept et de mettre au point un premier médicament qui permettrait d'obtenir un sevrage du cannabis.

– 37 –

Bien sûr que le cannabis peut tuer

Il faut tordre le cou au fabliau prétendant que « *le cannabis, lui, ne tue pas* ». Il a pris sa source dans le constat avéré que le THC n'induit pas de dépression respiratoire, à la différence des opioïdes dont les overdoses peuvent être létales. Cet élément mis en exergue est l'arbre qui cache la forêt, car le cannabis, n'en déplaise à ceux qui ont gravé cette formule dans certains esprits, peut tuer et hélas ne se prive pas de le faire.

Il est plus cancérogène que ne l'est le tabac ; ce qui n'est pas peu dire.

Sa combustion, du fait de sa résine, se produit à une température de 200 °C supérieure à celle du tabac ; elle pousse ainsi plus loin sa décomposition thermique/pyrolyse, ce qui produit 7 fois plus de goudrons ; ces goudrons qui sont cancérigènes pour les sphères ORL et broncho-pulmonaire. Ajoutons à ce constat que son THC déprime les défenses immunitaires qui débarrassent l'organisme des cellules cancéreuses s'y formant en permanence.

Sa combustion, toujours en raison d'une température plus élevée que celle du tabac, produit 5-7 fois plus d'oxyde de carbone (CO) que la combustion de ce dernier. Ce poison (qui défrayait la chronique des intoxications graves survenant à l'époque du gaz domestique produit par les cokeries) réduit la capacité de l'hémoglobine de transporter l'oxygène, depuis les poumons qui le captent, vers les tissus qui le consomment.

Le cannabis est la 3e cause de déclenchement des infarctus du myocarde *(Nawrot et coll., Lancet, 2011)* ; il peut aussi frapper les adolescents *(Ramphul et coll., Am. J. Cardiol., 2018)*.

Chez le diabétique du type 1, menacé par des comas diabétiques, il multiplie par 2 le risque de survenue de ces comas (*Schwenk, JAMA intern. Med., 2018*) qui sont d'une grande gravité si leur traitement n'est pas immédiat.

Le cannabis est à l'origine d'accidents vasculaires cérébraux chez les sujets jeunes (*Wolff et coll., J. Am. Coll. Cardiol., 2015*).

Il est impliqué isolément, chaque année, dans plus de 300 accidents mortels de la route. Son association à l'alcool multiplie par 14 ce risque d'accidents mortels (*Laumon et coll., Brit. Med. J., 2001*) et même par 29 dans des études plus récentes.

Il induit des troubles dépressifs qui peuvent comporter en embuscade des tentatives de suicide (*Carvalho, Eur. Psychi., 2018*) ; 10 % d'entre elles sont fatales. Le nombre de ces tentatives s'est accru chez nos jeunes, d'une façon parallèle à leur consommation de cannabis. Cette consommation démarre au collège ; elle utilise des produits ayant une teneur élevée en THC.

Le cannabis est responsable de ≈ 15 % des cas de schizophrénie (*Andréasson et coll., Lancet, 1987*), ce qui représente pour la France 90 000 cas. Ses victimes peuvent être responsables d'homicides ; leur espérance de vie est abrégée en moyenne d'une vingtaine d'années ; 10 % d'entre elles ont une mort brutale (suicide, rixe, accident, accident thérapeutique).

Le cannabis incite à l'abus d'autres drogues : tabac, alcool, cocaïne, amphétamines, morphiniques. Il ajoute à ces toxiques ses propres méfaits. Il incite aussi à la « biture expresse »/alcoolisation expresse qui, par le coma qui s'ensuit, peut mettre en jeu le pronostic vital.

Par ses effets désinhibiteurs, il est à l'origine de comportements auto ou hétéro agressif, avec des prises de risques, tels ceux que comportent des rapports sexuels non protégés, exposant au sida et aux hépatites B ou C.

Les bébés dont les mamans étaient consommatrices de cannabis seraient plus fréquemment victimes d'une mort subite inexpliquée.

Les individus ayant sombré dans le cannabis (qui leur a souvent ouvert la porte d'autres drogues), à l'heure des bilans que font plus ou moins précocement un certain nombre d'entre eux, peuvent réaliser l'énorme gâchis intellectuel, social, professionnel et familial, dû à cette drogue. Ce bilan peut les inciter à s'anéantir en ajoutant d'autres drogues ou à mettre fin encore plus rapidement à leurs jours.

Si ceux qui prônent la légalisation du cannabis persistaient dans leur revendication après avoir été informés de tous ces risques, ils se rendraient responsables de non-assistance à personnes en danger.

Avec le même retard que celui du dénombrement en France des morts imputables chaque année au tabac (75 000) ou à l'alcool (41 000), les chiffres de la létalité du cannabis finiront par être précisés. Dès à présent, on pressent qu'ils seront d'un haut niveau, permettant d'exprimer, sans risque de se tromper, que la légalisation du cannabis serait criminelle.

– 38 –

Lettre aux décideurs qui nous gouvernent

Pr Jean COSTENTIN
Rouen, le 2 juin 2018
Président du Centre National de Prévention
d'Etudes et de Recherches sur les Toxicomanies

à   Monsieur le Président de la République
Monsieur le Premier ministre
Monsieur le Ministre de l'Intérieur
Monsieur le Ministre de la Justice
Madame la Ministre de la Santé
Madame la Ministre des Sports
Monsieur le Ministre de l'Éducation nationale

Le C.N.P.E.R.T. s'efforce, depuis près de 20 ans, d'informer nos concitoyens sur les méfaits physiques et psychiques du cannabis et des autres drogues qui intoxiquent notre société. L'académie nationale de Médecine tout comme l'académie nationale de Pharmacie s'y sont également employées, mais la doxa des médias n'a voulu ni les entendre ni diffuser leurs mises en garde.

Nous en arrivons au stade, préparé de longue date par les prosélytes des drogues, de l'effondrement des derniers remparts législatifs, déjà bien fissurés, opposés au cannabis et aux autres drogues.

C'est à vous, Monsieur le Président de la République, Monsieur le Premier Ministre, Mesdames et Messieurs les Ministres, qu'est demandé aujourd'hui d'assurer un accès plus facile à ces drogues alors que nous sommes, en Europe, la Nation la plus consommatrice de ce cannabis et de diverses autres drogues.

Jean Costentin

À l'heure où la puissance publique s'avère impuissante contre le tabac (avec ses 75 000 morts par an et ses multiples estropiés), impuissante contre l'alcool (avec ses 41 000 morts par an), alors qu'elle s'applique à réduire davantage l'accidentalité sur la route et dans les activités professionnelles, alors qu'elle œuvre résolument contre le dopage sportif, alors qu'elle s'applique à améliorer nos faibles performances éducatives (26e rang du classement PISA, marqué à l'évidence par l'intrusion du cannabis dans la sphère éducative), la simple « contraventionnalisation » de l'usage et de la détention de cette drogue constituerait un déplorable signal. En effet, une enquête effectuée auprès d'adolescents ne consommant pas de cannabis nous a appris que c'est en raison de la dangerosité de la drogue que 60 % d'entre eux y renoncent et que pour les 40 % autres, c'est en raison de son interdiction. Cette plus grande permissivité donnera à penser aux premiers qu'un État responsable ne pouvant baisser la garde vis-à-vis d'un produit toxique, il ne l'est donc pas ; et aux autres que l'interdiction étant toute relative, ce ne sera plus franchir un Rubicon que de s'y adonner.

Cette dépénalisation interviendrait au stade où l'on dispose de maintes précisions sur les multiples méfaits du cannabis et de son tétrahydrocannabinol (THC), restitués en apostille[15].

---

[15] La toxicité physique du cannabis l'emporte sur celle du tabac, en générant 7 fois plus de goudrons cancérigènes et 5 fois plus d'oxyde de carbone, avec : des cancers buccaux, laryngés, pharyngés, bronchopulmonaires, des bronchites aiguës puis chroniques ; une toxicité cardiovasculaire (artérites, maladies coronariennes, accidents vasculaires cérébraux…) ; des retentissements sur la grossesse et l'enfant qui en naîtra ; la suspicion d'effets épigénétiques (i.e. transmissibles à sa descendance) ; des effets perturbateurs endocriniens… Au-delà du tabac, le cannabis induit de nombreux méfaits cérébraux : ivresse, désinhibition, délires, hallucinations, perturbations de la conduite des véhicules et des activités professionnelles ; altération de la cognition ; syndrome amotivationnel ; anxiété ; dépression, avec risque suicidaire ; induction, décompensation, aggravation de la schi-

Les justifications comptables, publicitaires ou «jeunistes», qui sous-tendraient une telle dépénalisation, sont de peu de poids face aux conséquences très graves qu'elle aurait pour notre société et pour sa jeunesse. Il y a près de 30 ans, le très éminent professeur P. Deniker l'avait déjà exprimé en des termes forts[16].

Nous ne pouvons imaginer que, dans votre dessein sincère de soigner notre Nation de ses nombreux maux, vous aggraviez les toxicomanies dont elle est déjà si gravement atteinte. Nous ne pouvons croire qu'historiquement, vous attachiez vos signatures à ce très malencontreux faux pas.

Si d'aventure vous passiez outre à notre supplique, acceptez au moins d'atténuer la portée de votre décision en y associant les amendements suivants :

– la mise en place d'un fichier informatisé de ces contraventions, pour informer le policier du nombre de récidives, lui permettant de déterminer en conséquence le montant de l'amende.

– que l'infliction de ces contraventions soit portée à la connaissance des parents du mineur, qui seraient garants de son paiement, ou qui la feraient commuer en travaux d'intérêt général.

– la remise systématique aux parents d'un livret les informant des risques que fait encourir la consommation de ce cannabis et des autres drogues illicites.

---

zophrénie ; incitation au passage à d'autres drogues, avec l'installation de polytoxicomanies…

[16] « *Du point de vue médical et sanitaire, il n'est pas question d'accepter le développement d'un mal nouveau sous prétexte qu'il ressemble à celui dont nous souffrons déjà. Les dégâts produits par l'alcoolisme et le tabagisme ne nous disposent pas, au contraire, à subir passivement ceux des toxicomanies. Il ne s'agit pas de choisir entre la peste et le choléra qui sont déjà là. Il s'agit bien d'empêcher l'extension d'une troisième épidémie, sorte de lèpre…* »

– au-delà de trois récidives, le contrevenant devrait suivre un stage (payant) d'information sur les méfaits des drogues, validé par un examen ; avec redoublement du stage en cas d'échec.

– le dossier des infractions pourrait être communiqué aux services de recrutement pour l'accès à certains métiers incompatibles avec une consommation irrépressible de cette drogue.

– le développement d'une véritable information à visée préventive, comportant une quarantaine d'heures (échelonnées de l'école jusqu'à l'université) exposant les méfaits des drogues et toxicomanies en impliquant des praticiens du corps médical, préparés à cet exercice par un document unique et validé par un collège pluridisciplinaire. Dépénaliser avant d'avoir mis en place et vérifié l'efficacité d'un dispositif de prévention efficace revient à mettre la charrue avant les bœufs.

Je vous prie d'agréer, Monsieur le Président de la République, Monsieur le Premier Ministre, Mesdames et Messieurs les Ministres, l'expression de ma plus haute considération.

Pr. Jean Costentin

Le tabac

La nicotine

– 39 –

L'addiction au tabac et à sa nicotine

(Discours introductif au lancement dans la faculté de Santé de Rouen, de l'opération « Faculté sans tabac »)

Si le tabac n'avait une épouvantable toxicité physique et si sa puissance addictive était moindre, il pourrait, à l'instar de la caféine, être considéré peut-être comme « une bonne drogue » (qualité, qu'avec le regretté professeur P. Delaveau, nous avons impartie à la caféine et aux substances chimiquement apparentées).

Hélas, l'association de sa nicotine à l'oxyde de carbone et aux goudrons cancérigènes engendrés par sa combustion fait qu'en France, comme en tout autre pays, le tabac est la première cause de mort évitable.

Quelques États ont programmé, sinon son éradication, au moins son interdiction à un terme fixé de 20 à 30 ans. Ce délai donnera à ses consommateurs soit le temps d'en mourir, soit de s'en détacher, tandis que simultanément ils empêcheront de nouveaux recrutements, par des actions déterminées en direction des jeunes.

L'addiction au tabac procède de mécanismes neurobiologiques et comportementaux.

Aspect neurobiologique :

Comme absolument toutes les drogues, la nicotine (l'alcaloïde du nicotiana tabacum, Solanacées) intensifie la libération d'un neuromédiateur, la dopamine, au sein d'une petite structure cérébrale, le noyau accumbens. Cette dopamine, en stimulant ses récepteurs du type D_2, fait éprouver une sensation de plaisir, comme celle suscitée par le fait de boire quand on a soif, de manger quand on a faim, ou de « s'adonner au simulacre de la reproduction ». Ce système dopaminergique de récompense était primitivement conçu pour rendre plaisant ce qui assure la survie de l'espèce ainsi que sa pérennité. L'Homme, dont l'hédonisme est insatiable, a détourné ce système de récompense de ses finalités originelles ; au point qu'il est devenu le seul animal qui boit (et pas seulement de l'eau) sans avoir soif, qui mange sans avoir faim et qui fait l'amour en toutes saisons. De plus il use et souvent même abuse d'une large variété de substances chimiques, naturelles (nicotine du tabac, alcool, THC du cannabis, cocaïne du cocaïer, morphine de l'opium, cathinone du Khat…) ou de synthèse (amphétamine, ecstasy…), qui lui font couler à flots de la dopamine dans le noyau accumbens ; ce qui est la caractéristique de toutes les drogues.

Les producteurs de cigarettes, pour intensifier le potentiel addictif de celles-ci, ont ajouté au tabac des substances dont la combustion génère des aldéhydes volatiles. Ces aldéhydes, arrivant rapidement au cerveau, inhibent une enzyme, la Monoamine Oxydase : M.A.O., qui est impliquée de façon majeure dans l'inactivation de la dopamine. Il s'ensuit une augmentation du niveau de la dopamine derrière les portes de l'écluse neuronale. Arrivant dans le cerveau après ces aldéhydes, la nicotine stimule des récepteurs, qui sont ceux d'un neuromédiateur – l'acétylcholine (il s'agit d'un type particulier de récepteurs parmi tous ceux que peut stimuler l'acétylcholine – les récepteurs nicotiniques). La nicotine ouvre alors brutalement les écluses de la dopamine, qui se déverse de façon torrentielle sur ses récepteurs D_2, faisant éprouver un plaisir redoublé. La concentration synaptique de dopamine, qui atteint alors un très haut niveau, va décroître ensuite très rapidement, au rythme où disparaît la nicotine (qui est transformée en cotinine inactive). Le « crash » de dopamine suscite un syndrome de manque, d'abstinence, avec des expressions à type de désagrément, d'incomplétude, de frustration, de morosité, de tristesse, pouvant confiner à un état dépressif. Pour y échapper, le fumeur allume bien vite une autre cigarette.

Aspects comportementaux :

Sur ce mécanisme neurobiologique se greffent : des aspects contextuels ; des habitudes ; des associations d'idées ; une gestuelle (acquise dès l'âge de la cigarette en chocolat) ; un échauffement du cavum par la fumée (le « *heat throat* ») ; des images valorisantes développées par la publicité ; la revivicence des désobéissances de l'enfance ; l'esprit transgressif ; une confrontation de type ordalique aux risques encourus…

Remuez ces différents facteurs, servez chaud et… fumant.

Ce piège se referme de plus en plus précocement sur l'adolescent, puisque c'est désormais dès le collège.

Le sujet qui s'est fait piéger aura d'autant plus de chances de pouvoir s'affranchir de cette dépendance/addiction, de l'aliénation de sa capacité de prise de distance avec la nicotine, de rétablir sa liberté, de s'affranchir de cet asservissement, que les mâchoires de ce piège seront plus précocement desserrées.

L'université est une période encore favorable pour interrompre le cours de cette addiction aux funestes effets (75 000 morts par an et de multiples éclopés, là où la route, résultat de salutaires coercitions, ne fait désormais que 20 fois moins de victimes).

En conclusion : En voiture, mettez votre ceinture et à la *fac* et au-delà, s'agissant du tabac, mettez-vous la ceinture.

– 40 –

De bonnes intentions peuvent recruter pour l'enfer

La e-cigarette parfumée

Les trois principaux éléments de la toxicité des cigarettes de tabac résident :

– dans la nicotine, à l'origine de la très forte dépendance au tabac ;

– dans les goudrons cancérigènes (pour les sphères ORL et broncho-pulmonaire) générés par la combustion de l'élément végétal ;

– dans le monoxyde de carbone/CO engendré par la combustion du tabac à haute température ; ce CO diminue notablement le transport de l'oxygène (O_2) assuré par l'hémoglobine ; elle le capte dans les poumons où il est apporté par l'air inspiré et le distribue aux différents organes qui l'utilisent. Cette anoxie relative contribue à la toxicité cardio-vasculaire importante du tabac (artérite, angine de poitrine, infarctus du myocarde, accidents vasculaires cérébraux).

– dans la présence aussi de plusieurs métaux toxiques.

Les cigarettes électroniques/e-cigarettes/vapoteurs, utilisés pour diminuer la toxicité du tabac, ne laissent subsister de ces éléments toxiques que la nicotine ; d'où une réduction très significative de la toxicité, relativement à la cigarette normale. De plus, par des recharges à taux dégressifs de nicotine (de 20 à 2 mg), elles peuvent être mises au service de l'abstinence tabagique.

Ce bilan positif occulte, hélas, l'action de prédateurs avides, plus sensibles à leurs bénéfices qu'à la santé de leurs concitoyens.

Le brevet d'invention de la e-cigarette a été acheté au Chinois Hon Lik (qui l'avait conçue en hommage à son père, victime du tabac) par la firme Imperial Tobacco. Allait-elle laisser ce nouveau produit diminuer le nombre des fumeurs sans réagir ? Bien sûr que non ! Deux possibilités s'offraient alors : empêcher la mise en application de ce brevet, mais c'eut été énorme ; ils ont renoncé à braver frontalement l'opinion publique. Plus subtilement, dans les recharges, ils ont ajouté à la nicotine des saveurs et des fragrances très variées. Ces saveurs et parfums sont sans intérêt pour les fumeurs invétérés qui n'aspirent qu'à leur nicotine. Par contre, ils sont d'un vif attrait pour les jeunes. Ceux-ci, par les cigarettes au chocolat, acquièrent les stéréotypes du fumeur (il ne leur manque plus que de faux briquets ou de fausses allumettes pour que la scène soit parfaitement jouée). Par la e-cigarette, ils découvrent la nicotine qui va les piéger à vie (une vie abrégée). Quand on s'enrichit par la vente du tabac qui tue 75 000 Français chaque année, il faut leur recruter des remplaçants et les piéger le plus tôt possible, pour qu'ils durent longtemps ; c'est l'objectif qu'ils ont assigné à la e-cigarette parfumée.

Une étude nationale sur le tabagisme montre qu'en 2018, l'utilisation de cigarettes électroniques a bondi de 75 % chez les lycéens.

La FDA (Food and Drug Administration) aux USA envisage d'interdire les recharges de cigarettes électroniques parfumées. Elle estime que les parfums de fruits ou de vanille sont responsables d'une augmentation importante du vapotage chez les lycéens américains.

Jean Costentin

« L'utilisation de cigarettes électroniques par les jeunes a atteint une proportion épidémique », a déclaré le président de l'Agence fédérale (S. Gotlieb). Ces derniers mois, la FDA a sanctionné 130 distributeurs ayant vendu des e-cigarettes à des mineurs, alors qu'elles leur sont interdites à la vente depuis 2016.

Ajoutons à cette modalité efficace de recrutement de nouveaux adeptes de la nicotine, le détournement de ces vapoteurs pour la consommation du tétrahydrocannabinol/THC du cannabis ; les recharges sont alors remplies d'« huile de cannabis ». Cette « huile » est obtenue à partir de la résine du cannabis (shit/haschisch), soumise à une extraction par des solvants apolaires/lipophiles, suivie de leur évaporation. Le résidu de cette évaporation, qui est d'aspect huileux, a une très haute teneur en THC. Aux USA, des décès imputés récemment aux cigarettes électroniques semblent dus au détournement de vapoteurs par l'utilisation de recharges remplies d'« huile de cannabis ».

Après avoir connu une lente progression, l'usage de la e-cigarette/vapoteur explose depuis 2013. Ainsi, en France, près de 10 % des 13 millions de fumeurs y recourent désormais.

Parmi ses inconvénients, relevons :

– qu'il entretient l'addiction à la nicotine, dont la toxicité cardio-vasculaire est avérée ;

– qu'il laisse persister la gestuelle du fumeur, ce qui maintient son ancrage dans l'habitude de la cigarette ;

– que par l'échauffement de la gorge par les vapeurs chaudes des fumées (« *heat throat* »), il participe à l'addiction ;

– qu'il existe une toxicité éventuelle des éléments associés au solvant de la nicotine, tel le polyéthylène glycol, dont la combustion engendre des aldéhydes (formol, acroléine…). Ceci dit, il faut préciser que leurs taux sont très inférieurs à ceux présents dans la fumée de cigarette.

Ces arguments négatifs, qu'il convient de relativiser, sont évidemment très amplifiés par ceux qui se désolent de la baisse de la consommation de cigarettes.

Les intérêts majeurs de la e-cigarette sont donc :

– de soustraire ses utilisateurs aux goudrons, à l'oxyde de carbone et aux métaux toxiques du tabac ;

– sa mise au service d'un sevrage de la nicotine, par le recours à des cartouches/recharges comportant des dosages décroissants de nicotine (20, 15, 10, 5 mg).

– enfin, alors que 2 000 décès sont annuellement imputés en France au tabagisme passif, précisons que la e-cigarette n'y expose pas.

– 41 –

Le tabagisme chez les jeunes est-il une fatalité ?

Le terme «jeunes» englobera ici enfants et adolescents. La toxicomanie tabagique, qui débutait autrefois chez les lycéens, s'est non seulement intensifiée, mais elle s'est de plus diffusée à l'étage du dessous, celui des collégiens. Les médias sont peu prolixes sur ce constat.

Les cigarettes au chocolat sont le *starter* faisant acquérir très tôt la gestuelle du fumeur ; elles procurent la récompense du savoureux plaisir du chocolat. Il s'agit de chocolat noir qui associe plusieurs substances (sucre, arômes, théobromine et caféine, phényléthylamine aux accents amphétaminiques, anandamide qui stimule les mêmes récepteurs que ceux sur lesquels agit le THC du cannabis). Dans le chocolat, toutes ces substances aux doses faibles à modérées ne développent pas isolément d'effets psychotropes significatifs, mais leur sommation peut installer une addiction modérée.

Exit les «Parisiennes» ou «P4», vendues par paquets de 4 cigarettes, à un prix accessible aux gamins, en un temps où l'argent de poche était plus restreint qu'aujourd'hui. Désormais, les capacités pécuniaires se sont accrues tandis que le tabac à rouler, bon marché, est à la portée des bourses impécunieuses. Des machines pour rouler des cigarettes suppléent à l'inhabileté des mômes à les rouler manuellement. Les «paquets de troupes» ont disparu avec le service national, au cours duquel l'atmosphère débilitante de la chambrée incitait à fumer ceux qui n'avaient pas encore été pris à ce piège.

Pour corriger ces erreurs du passé, la vente de cigarettes a été interdite aux mineurs. Hélas, une majorité de buralistes ne la respectent pas. Quand on s'en émeut, ils objectent : que la demande d'une carte d'identité allongerait la transaction ; que beaucoup d'adolescents n'en ont pas ; et que de toute façon l'entremise d'un copain majeur contournerait cette disposition. Il y a toujours réponse à tout quand on ne veut rien changer.

L'exemple des adultes fumeurs est omniprésent : à la terrasse des bars, dans la rue et même, parfois, dans le foyer familial. Il a fallu légiférer pour interdire de fumer dans les automobiles quand des enfants en bas âge y sont transportés.

Les cigarettes électroniques qui évitent au fumeur irrépressible la toxicité de l'oxyde de carbone, des goudrons cancérigènes et des métaux toxiques, en lui apportant de la nicotine, ont été détournées de leur objectif sanitaire pour piéger les mômes, par l'adjonction aux cartouches de nicotine de saveurs et de parfums attrayants.

Dénonçons l'adjonction au tabac de substances dont la combustion produit des aldéhydes volatiles, qui inhibent la monoamine-oxydase cérébrale. Cette enzyme est impliquée de façon majeure dans l'inactivation d'un neuromédiateur cérébral, la dopamine, « l'amine du plaisir », dont la nicotine provoque la libération. Cette inhibition, en faisant « la courte échelle » à la libération de dopamine, intensifie le plaisir ressenti, mais elle intensifie aussi le déplaisir/le désagrément associé à la chute de dopamine qui survient parallèlement à l'élimination rapide de la nicotine. Ce vif désagrément redouble l'envie et le besoin d'accéder à une autre cigarette.

Les industriels du tabac font rimer tabac avec : force, charme, jeunesse, liberté, luxe et luxure ; ils rendent ainsi voluptueuses ces volutes tueuses.

Tous ces subterfuges incitent évidemment nos jeunes à fumer.

Les empreintes précoces forment des habitudes tenaces. La longue durée de la consommation de tabac rend l'abstinence difficile et recrute l'essentiel de sa toxicité. Cette toxicité se traduit par 75 000 morts chaque année et de multiples handicapés du fait de sa toxicité cardio-vasculaire (artérite, angine de poitrine, infarctus du myocarde, accident vasculaire cérébral) et pour les sphères oto-rhino-laryngée et broncho-pulmonaire (broncho-pneumopathies aiguës et chroniques, cancers…) ; des cancers du sein chez la femme, des cancers de la vessie ou de l'intestin sont à ajouter aux précédents.

Les victimes du tabac sont deux fois plus souvent masculines que féminines, car il y a 20 ans, on dénombrait deux fois plus de fumeurs que de fumeuses. Aujourd'hui, la parité hommes-femmes, souhaitable et souhaitée, s'étend bêtement à faire rattraper aux femmes la prééminence masculine en matière de toxicomanies et ainsi à faire se rejoindre dans les deux sexes les niveaux de consommation des deux drogues licites – le tabac et l'alcool.

Ainsi peut-on prédire que si rien n'interrompt cette évolution, dans 20 ans le tabac tuera chaque année non plus 75 000, mais 90 000 de ses consommateurs avec, à égalité, 45 000 hommes et 45 000 femmes.

– 42 –

Tabac : Zéro pointé pour des proviseurs, avec retenue *(sur leurs émoluments)*

Comment l'éducation n'irait-elle pas à vau-l'eau quand, au sommet de la hiérarchie des lycées, des proviseurs (les « *protos* » de ma jeunesse) participent à sa dégradation.

Sont incriminés ici ceux : qui ne font rien en matière de prévention des toxicomanies ; qui feignent d'ignorer les méfaits du cannabis et de l'alcool ; qui ne font rien contre le tabagisme et même lui font la courte échelle, comme on va le voir.

C'est ainsi qu'un groupe d'entre eux propose d'autoriser à nouveau les élèves à fumer dans les cours de récréation, sous le prétexte de soustraire leurs attroupements devant les lycées aux véhicules fous, aux tirs des kalachnikovs ou aux coups de couteaux des djihadistes ; et certains d'ajouter quand même, pour se rattraper, aux dealers de drogues.

N'auraient-ils pas mesuré que le dramatique bilan des victimes des fous d'Allah correspond, pour une année entière, à celui d'une seule journée des victimes du tabac (75 000 morts par an, soit 205 par jour) ; sans compter les multiples estropiés par artérite des membres inférieurs (amputations), angine de poitrine, infarctus du myocarde, insuffisance cardiaque, troubles du rythme, accidents vasculaires cérébraux avec leurs séquelles neurologiques, bronchites chroniques, bronchopneumopathies chroniques obstructives…

Ignoreraient-ils aussi que la dépendance au tabac ouvre la porte à celle du cannabis et à toutes les autres drogues ?

N'auraient-ils pas compris qu'il faut casser ce premier barreau de l'échelle des toxicomanies pour rendre plus difficile l'accès aux barreaux supérieurs ?

À l'heure où les premiers usages du tabac sont de plus en plus précoces, ne sauraient-ils pas que plus tôt le tabac est expérimenté, plus vite il est adopté et que l'embarquement pour la croisière tabagique, pour la majorité des passagers, ne peut être interrompue, conduisant à des pathologies majeures et à un décès anticipé en moyenne d'une vingtaine d'années ; avec souvent au préalable une altération de la qualité de vie. Une drogue qui tue un de ses consommateurs sur deux mérite une plus grande attention que certains des éléments contenus dans les programmes éducatifs : le crétinacé supérieur en géologie, la reproduction du Fucus vésiculeux en biologie, La Princesse de Clèves de la littérature… J'arrête pour ne pas accroître le nombre de ceux que j'ai déjà hérissés.

Les proviseurs incriminés devraient considérer que leur mission ne se limite pas au contrôle des emplois du temps, à la présidence des conseils de classe et à d'autres tâches administratives d'une importance certaine, mais à mettre en perspective avec des actions de préventions non assurées alors qu'elles sont pourtant d'une plus grande importance. Notre société attend d'eux qu'ils contribuent à former des jeunes ayant un esprit sain dans un corps sain (*mens sana in corpore sano*).

On était débarrassés des cigarettes vendues par 4, les trop fumeuses « Parisiennes » ; débarrassés aussi des « cigarettes de troupes » offertes aux jeunes recrues pour tromper l'oisiveté du service national et en faire des fumeurs au grand bénéfice de la SEITA d'alors. Et nos *protos* d'ignorer (comme beaucoup de buralistes) que la vente du tabac est interdite aux mineurs, alors qu'ils se prêteraient à organiser sa consommation.

Nous leur demandons de façon pressante d'accroître considérablement le temps consacré dans les enseignements aux méfaits des drogues et toxicomanies ainsi que de veiller à ce que ces enseignements soient dispensés par des membres du corps médical.

Pourquoi ne garderaient-ils pas toute la journée dans leurs établissements tous les élèves (comme ils le font pour les pensionnaires et les demi-pensionnaires) en faisant circuler dans les « cours de récré » des *pions* pour traquer les fumeurs et, le cas échéant, les dealers. Huit heures de suite sans tabac, cinq jours par semaine, différeraient pour les uns l'entrée dans l'addiction au tabac et pour les autres ralentiraient son installation.

Il est grand temps de faire rimer Éducation avec Prévention, en complète rupture avec Démission.

– 43 –

Comment prévenir l'intoxication tabagique des jeunes Français

Dans le monde, seuls trois États ont programmé l'interdiction à terme du tabac, s'accordant 20 à 30 ans pour laisser à certains fumeurs le temps de s'en désintoxiquer et aux autres… le temps d'en mourir. Ces États s'appliquent évidemment dès maintenant à prévenir l'enrôlement de jeunes recrues.

Une semblable attention devrait être portée par les autres nations (dont la France) qui n'ont pas (encore ?) décidé une telle éradication. Cela devrait pourtant constituer un impératif catégorique pour des responsables politiques plus attentifs à la longévité de leurs concitoyens, à la qualité de vie de leurs électeurs, qu'à l'obtention de leurs suffrages. C'est une des grandes différences entre un « job » d'élu et un véritable apostolat.

Les quelques lignes qui suivent voudraient contribuer à alimenter la « boîte à outils » de ces « décideurs » en matière de tabagisme.

En France, où chaque année le tabac tue 75 000 des nôtres et engendre de multiples handicaps, la lutte anti-tabagique devrait être érigée en une grande cause nationale.

Plusieurs slogans devraient (dès l'école primaire) être imprimés dans les esprits :
– Le tabac est le seul produit qui finit par tuer un sur deux de ses consommateurs ;
  – L'espérance de vie d'un fumeur est réduite de vingt ans ;
  – Le tabac est la première cause de mort évitable ;

– Le tabac tue chaque jour 210 Français, nombre 22 fois plus élevé que celui des morts de la route ;

– Le tabac, avant de tuer et même sans tuer, altère inexorablement la qualité de vie de ses consommateurs ;

– Le fumeur invétéré n'éprouve plus de plaisir ; ce qu'il ressent en fumant n'est que l'apaisement d'un besoin tyrannique ; si un plaisir persiste, il est très faible au regard des risques qu'il encourt ;

– La fin du fumeur est souvent un long calvaire ; rien n'étant plus angoissant que la sensation de manquer d'air.

Plusieurs mesures législatives ou réglementaires devraient être prises et, quand elles le seront, il faudrait veiller à leur réelle application :

– Intégrer une information et une prévention sur les dangers du tabagisme dans les programmes éducatifs, par une pédagogie précoce, étalée sur tout le cursus, depuis l'école primaire jusqu'au lycée (50 % des élèves en classe de sixième ont déjà expérimenté le tabac) ;

– *Exit* les cigarettes au chocolat qui font acquérir très tôt les stéréotypes du fumeur, auxquels s'ajoutent la saveur envoûtante et les composants légèrement addictifs (sucre, caféine, théophylline, théobromine, anandamide, phényléthylamine) du chocolat ;

– Le prix du tabac doit atteindre un niveau dissuasif pour tous, et même prohibitif pour le budget de l'adolescent. Pour qu'il n'obère plus le budget de la nation (sa taxation ne couvrant que 40 % du prix des soins engendrés par sa consommation), son prix actuel devrait être plus que doublé (ce qui est loin du paquet de cigarettes à 10 € promis pour 2020) ;

– L'interdiction de la vente du tabac aux mineurs doit être scrupuleusement respectée par les buralistes, en verbalisant les contrevenants qui, en cas de récidive, pourraient se voir retirer leur licence ;

– Prolonger la durée du séjour des élèves dans les lycées et collèges en faisant que les intercours n'aient plus lieu à l'extérieur ; ce qui allongera l'intervalle entre deux cigarettes successives ;

– Devra être généralisée l'instauration des « facultés sans tabac », avec l'interdiction de fumer dans les couloirs, dans les jardins, et même aux alentours ;

– Instaurer des « hôpitaux sans tabac » ;

– Mener la guerre aux jets de mégots, comme le font certaines villes qui ont institué des amendes ;

– Interdire aux mineurs de fumer dans l'espace public, en infligeant aux contrevenants des contraventions qui seront acquittées par leurs parents, à qui serait remis un fascicule intitulé : « Donner la vie impose sa protection ultérieure », dans lequel seraient énumérés tous les dangers du tabac ;

– Interdire la vente de recharges de cigarettes électroniques associant à la nicotine des saveurs et des parfums destinés à rendre les jeunes captifs à la nicotine ;

– Interdire la vente aux mineurs des cigarettes électroniques et de leurs recharges ;

– Le nouveau service national de la jeunesse qui se met en place (à l'opposé de l'ancien service militaire qui a précipité dans le tabagisme une forte proportion de ses recrues) doit aussi être mis à profit pour détourner des drogues et des toxicomanies les jeunes appelés (tabac, alcool, cannabis et autres drogues) ;

– Doter les laboratoires de biologie des collèges, lycées, ainsi que les clubs sportifs d'appareils de mesure de l'oxyde de carbone dans l'air exhalé, afin de détecter le tabagisme ; de faire prendre conscience de ses effets toxiques immédiats ; d'expliquer comment ce gaz réduit les performances sportives ;

– Annihiler les menées de l'industrie du tabac qui, de longue date, associent cette drogue à des images valorisantes. Pour y faire pièce, on y substituera l'énumération de ses multiples méfaits, en insistant sur les modifications de la voix, du teint, des performances sportives, des défaillances de l'érection masculine, des perturbations de la grossesse et des déficiences des nourrissons qui en naîtront, de la mauvaise haleine (qui fait *« trouyouter du porte-pipe »*) ; maintenir, en l'aggravant, le caractère triste du paquet neutre et ses images dissuasives fortes ;

– Demander à des malades en phase terminale d'un cancer du larynx ou des bronches, ou encore à des artéritiques amputés d'un membre inférieur, d'exprimer, pour des messages télévisés, leurs plaintes, leurs regrets, leurs recommandations.

– 44 –

Pour un encadrement
de la vente des e-cigarettes

Les e-cigarettes et surtout leurs recharges, satisfaisant à des normes strictes, devraient être dispensées en pharmacies, sans ordonnance médicale. Ceci les installerait parmi les autres dispositifs médicaux d'aide à l'abstinence tabagique (Zyban®, Champix®, nicotine en patches, gommes à mâcher, sprays...). Nous disons bien « dispensées » et non pas simplement vendues. Il s'agirait d'une dispensation, car la cession serait assortie d'un conseil exprimé par un(e) pharmacien(ne). Il devrait s'instaurer une « consultation tabac » qui comporterait le choix de la dose de nicotine dans la recharge, déterminé à partir du niveau de dépendance du patient, évaluée par le test de Fagerström. Ce questionnaire (comportant 6 questions) se remplit rapidement ; il permet d'établir un score du niveau d'addiction (de 0 à 10), à partir duquel peut être établi un schéma de décroissance de la dose de nicotine. Le pharmacien suivrait sa mise en œuvre, à la faveur de rencontres régulières, visant à entretenir la motivation du patient.

Ni le vapoteur ni ses recharges ne devraient être vendus par les buralistes. Nombre d'entre eux ne respectent pas l'interdiction de la vente de tabac aux mineurs ; ils seraient également enclins à leur vendre ces vapoteurs. De plus, chaque fois que le fumeur pousserait la porte de la civette, il serait confronté au choix difficile entre cigarettes ou vapoteur. Il serait illogique de demander aux buralistes d'assurer la diffusion d'un produit qui vise à détourner de la cigarette et à réduire l'addiction au tabac, alors qu'ils font naître et qu'ils entretiennent cette addiction.

« Imperial Tobacco », détenant le brevet de la e-cigarette, aurait pu la faire disparaître, en ne l'exploitant pas. Plus subtilement, il la met au service du recrutement de nouveaux fumeurs, en ajoutant des parfums (fraise, vanille, chocolat…) qui recrutent des jeunes non-fumeurs, à l'addiction par la nicotine.

La vente des vapoteurs et des recharges de nicotine doit continuer d'être interdite aux mineurs, afin qu'ils ne puissent entrer par cette porte dans l'addiction à la nicotine et bientôt au tabac. Cela n'exclut pas que leurs parents, pour les aider à rompre avec la cigarette, puissent les acquérir en leur nom et qu'ils en surveillent l'usage.

L'usage des vapoteurs devrait être interdit là où la consommation du tabac est interdite, pour restreindre la fréquence d'usage et, partant, la toxicité nicotinique.

Il convient d'être très attentif au détournement des vapoteurs, pour la consommation de la molécule stupéfiante du cannabis, le tétrahydrocannabinol (THC), par son introduction dans les recharges sous forme d'« huile de cannabis » ou d'autres cannabinoïdes de synthèse qui se multiplient sur le marché. Ce détournement a été à l'origine de décès aux USA, certains, faisant feu de tout bois, se sont servis de ces drames pour déprécier la e-cigarette.

Les pouvoirs publics devraient soutenir financièrement l'usage de la e-cigarette dans le cadre du sevrage tabagique. La Haute Autorité de Santé (HAS) avait, en 2005, recommandé la prise en charge à 100 % des sevrages tabagiques par le recours aux patches, gommes ou pastilles de nicotine. Il serait opportun d'adjoindre à cette liste, sinon le prix du vapoteur, du moins celui de leurs recharges de nicotine. Le forfait annuel avait été fixé à 50 €. En novembre 2013, la représentation nationale a triplé ce montant d'aide au sevrage, le portant à 150 € par an pour les 20-25 ans. Deux millions de jeunes pourraient être concernés. Si 60 % de nos fumeurs de 20-25 ans souscrivaient à cette opportunité, cela coûterait 40 millions d'euros à l'assurance maladie, ce n'est que 8 fois moins que ce que pourraient coûter, à terme, les « salles de shoots » proposées aux toxicomanes par une ex-ministre de la Santé (M. Touraine).

La e-cigarette permet de réduire significativement la toxicité du tabac. Elle peut être mise au service de la réduction des doses de nicotine, chemin vers la difficile abstinence. Veillons à prévenir ses détournements d'usage et à empêcher qu'elle serve à recruter de nouveaux tabagiques.

L'alcool

– 45 –

Après le « détricotage » de la loi Evin vient son dépeçage

Le lobby alcoolier est d'une redoutable efficacité ; il agit même jusqu'au sommet de l'État. Avant sa visite au Salon de l'agriculture, le président de la République s'est livré à l'apologie du vin, afin de tempérer les propos de sa ministre de la Santé (A. Buzyn) qui avait dénoncé, à juste titre, les méfaits des boissons alcooliques sous toutes leurs formes, le vin y compris.

Chaque année, en France, l'alcool est responsable de nombreux drames personnels, familiaux, sociaux, ainsi que de 41 000 décès ; ce dernier chiffre n'est que de dix fois inférieur à celui des personnes qui en vivent (vignerons, cultivateurs de houblon et de céréales pour le malt, débitants, grossistes…).

Si la consommation d'alcool a baissé de moitié en une cinquantaine d'années, elle est encore annuellement de 11 litres d'alcool pur, en moyenne, par citoyen ; soit, par semaine, 20 verres de vin, soit 2 litres de vin par semaine. À côté des abstinents complets (néphaliques) et des consommateurs erratiques, on dénombre 4 à 5 millions de sujets « alcoolo-dépendants ». Cette expression désigne des individus incapables de se passer un jour par quinzaine de toute boisson alcoolique. On trouve parmi eux plusieurs centaines de milliers de victimes de l'alcoolisme, les « alcooliques ». Excluons de cette expression toute connotation péjorative, car c'est avec compassion qu'il faut aborder ces victimes d'une maladie grave, et même souvent très grave.

La baisse de la consommation d'alcool, intervenue en un demi-siècle, émeut les alcooliers. Ils dépensent chaque année 450 millions d'euros de budget publicitaire pour conserver et si possible accroître le vivier des alcoolo-dépendants, par le piégeage de nouveaux consommateurs.

Ils piègent les jeunes avec leurs Premix/Alcopops. Ils piègent les femmes avec le vin rosé, devenu « vin féminin », au point que sa consommation dépasse maintenant celle des vins blancs. Ils ajoutent à cela une élévation du degré alcoolique des vins, qui tend vers le plus haut niveau (15°) que supportent les enzymes de la fermentation alcoolique. Les bières subissent aussi une inflation non seulement de leur degré alcoolique (les bières « de table » à moins de 5° ont quasiment disparu), mais aussi du volume de leurs flacons (avec des cannettes de 33 cl et des flacons de 50 cl qui se substituent au « demi » classique de 25 cl).

Alors que le sport a constitué un outil efficace de la réduction de l'alcoolisation de nos jeunes, une députée LREM, madame Perrine Goulet, dans un rapport remis au Premier ministre (30-XI-2018), voudrait revenir sur plusieurs dispositions de la loi Evin (bien sûr, se défend-elle, non pas au nom des alcooliers, mais au nom du mouvement sportif que la loi Evin prive de revenus importants, estimés à 30 millions pour le seul football). Elle propose ainsi :

– de rompre avec la limitation à dix manifestations par an, de la vente de bières par les buvettes d'un club ;

– de revenir sur l'interdiction générale de la publicité pour l'alcool à la TV ;

– de revenir sur l'interdiction du parrainage des clubs sportifs par les alcooliers.

Elle se sert de certains mauvais exemples ayant cours ailleurs, ou de contournements de la loi effectués ici, pour rompre avec les pratiques plus vertueuses prônées par ce qu'il reste de la loi Evin, « détricotée » par des gouvernements successifs.

Saluons au passage l'opposition ferme et très argumentée, exprimée par la Mission interministérielle de lutte contre les drogues et conduites addictives, cette MILDECA qui renoue enfin avec les fondamentaux de la lutte contre les drogues, qu'elles soient licites ou illicites.

Se servir du sport et de ses intérêts financiers pour faire avancer des idées mortifères m'a inspiré, au nom de notre Centre national de prévention d'études et de recherches sur les toxicomanies (CNPERT), l'admonestation suivante de la députée : «Votre proposition est de nature à ruiner les efforts déployés pour diminuer l'alcoolisme dans notre Nation, en élargissant les possibilités de consommer l'alcool là où il doit être banni (les stades). Elle constitue une faute et à certains égards un crime, puisque l'alcool tue chaque année 41 000 des nôtres. »

Le sport est un élément de la prévention de l'alcoolisme. Réintroduire l'alcool sur les stades et renforcer sa présence dans l'esprit du public serait une aberration. La députée P. Goulet, ne doit pas persister dans ses fausses bonnes idées, qui sont en fait de vraies mauvaises idées, rejoignant celles d'alcooliers cupides et indifférents à la santé de nos concitoyens.

– 46 –

Du pain, des jeux et de l'alcool

Panem, circenses et spiritus

Une centaine de députés du groupe de La République En Marche (LREM), soit presque un tiers de ce groupe parlementaire, a déposé en juillet 2019 une proposition de loi visant à assouplir, « de manière encadrée » (s'il vous plaît), la loi Evin. Ils ont justifié leur proposition par leur dessein de faire « de la France une Nation sportive » (pas moins). Ne le serait-elle pas sans leur geste libérateur des énergies sportives ?

Ces députés se défendent évidemment de tout dépeçage de la loi Evin, après les « détricotages » dont elle a été victime depuis sa publication en 1991. C'était une loi de salubrité publique qui s'attaquait au tabac et à l'alcool. Pour ce qui nous intéresse ici, elle stipulait l'interdiction de la vente, de la distribution, de l'introduction de boissons alcoolisées dans tous les établissements d'activité physique et sportive. Pour diminuer l'ire du puissant lobby alcoolier, elle concédait que les municipalités puissent autoriser leurs clubs sportifs **amateurs** à vendre de l'alcool dix fois par an ; cette disposition ne s'appliquait pas aux clubs professionnels ; ces derniers étant beaucoup plus riches. De fait, alors que les responsables des clubs amateurs sont des bénévoles, ceux des clubs professionnels sont rémunérés, et le sont souvent très bien. Certains d'entre eux sont associés au parfum de scandales, qui défrayent la chronique, avec des histoires de doubles billetteries, de pots-de-vin (encore l'alcool…), de caisses noires ; des turpitudes qui le disputent parfois à celles qui polluent le monde politique, avec parfois même des confluences.

Certains de ces clubs professionnels, inassouvis, détournent l'interdiction de la vente d'alcool, par l'entremise de clubs amateurs qu'ils ont créés. Et nos députés imaginatifs de se targuer de mettre fin à cette hypocrisie.

De plus, dans les loges des stades des clubs professionnels sont invités des VIP à qui sont offerts du champagne parmi les meilleurs ainsi que d'autres boissons alcooliques coûteuses. Et nos députés imaginatifs de jouer d'une corde très sensible, au pays des Danton, Robespierre et autres Saint-Just, en déplorant qu'au stade, les puissants picolent, tandis que le prolétariat et autres gilets jaunes sont contraints à l'abstinence en regardant les matches.

Élargissons un peu la réflexion.

— En quoi l'intrusion de l'alcool sur les stades « ferait de la France une Nation sportive ? ». Ne l'est-elle pas déjà à un très haut niveau ? Faudrait-il, là encore, nous aligner sur ce qui se fait de plus mal ailleurs ? Bien mieux que copier les mauvais exemples, ne devrions-nous pas nous appliquer à servir de modèle ?

— Dans notre Nation intensément alcoolisée (avec 4 à 5 millions de sujets alcoolo-dépendants et plusieurs centaines de milliers d'alcooliques avérés), est-il opportun d'assurer en toutes circonstances la permanence de l'imprégnation alcoolique, alors même que la distraction qu'offre le match est une façon optimale d'y échapper ?

— Un match est une occasion rêvée pour réaliser la rupture d'un stéréotype trop commun : fête indissociable d'alcoolisation. Nous connaissons tous des néphaliques heureux. Un spectacle sportif peut être apprécié sans y ajouter une ivresse éthylique ; il se suffit à lui-même. La joie de la victoire n'a pas besoin d'alcool pour être perçue et la tristesse de la défaite n'a pas besoin d'alcool pour être dissipée !

– La pauvreté des musiques modernes (avec leurs *boum, boum, boum*) ramène aux pulsations du cœur maternel entendues dans le liquide amniotique. Alors que la densité de la musique classique (Mozart, Beethoven, Schubert…) se suffit à elle-même, la « musique » moderne paraît avoir besoin de cannabis, d'alcool, de morphiniques, de cocaïne et autres drogues pour atteindre à une certaine densité et pour approcher, avec force décibels, la majesté des symphonies. Ce besoin avait commencé avec le jazz ; il s'est accentué avec l'appauvrissement accéléré de la « musique » moderne.

Alors le sport, le beau sport, le grand sport, le sport propre (sans dopage) ne se suffirait-il pas à lui-même ? L'enthousiasme, la tension, l'attention, l'attente, le stress, l'impatience, le ravissement, les espoirs et déceptions n'ont pas besoin de l'exhausteur alcool. Car, en l'occurrence, il ne s'agit que d'alcoolisation, sans référence ni à la saveur, ni à la sapidité, ni au bouquet, ni à la « longueur en bouche »… C'est l'accès à la désinhibition, au rire facile, au rire bête, à la sensation de toute-puissance en restant assis, l'hubris, l'identification à celui que l'on vient d'applaudir. Le beau sport, le grand sport, se suffit à lui-même et n'a pas besoin d'être revisité par la distorsion des perceptions qu'opère l'alcool.

– Dans les stades, au-delà d'un chauvinisme commun et de la partialité inhérente aux supporters, surviennent des dérapages agressifs, des insultes xénophobes, homophobes et/ou racistes. Qui peut attendre d'une alcoolisation une thérapie à ces errements, alors qu'elle ne peut que les aggraver ?

– Des mouvements de foule peuvent être incontrôlés et ravageurs ; le drame du stade du Heyzel (1985) est encore présent dans les mémoires. L'alcool ne peut que faciliter de tels débordements !

– Très, trop prosaïquement, le substrat de cette proposition de loi est l'argent/le « fric » ; ce que nous remémore une déclaration de F. Mitterrand (1971) : « *L'argent qui corrompt, l'argent qui achète, l'argent qui écrase, l'argent qui tue, l'argent qui ruine, et l'argent qui pourrit jusqu'à la conscience des hommes !* » ; déclaration que l'on est tenté de plaquer sur la toile de fond d'un lobby alcoolier si présent et si actif.

Saluons, applaudissons avec force, la réponse de la ministre de la Santé, A. Buzyn : « La ferveur n'a pas besoin d'alcool pour s'exprimer dans nos stades », « l'alcool tue 45 000 personnes chaque année dans notre pays ». Chacun de ces décès est évitable. Ne laissons pas de nouvelles incitations à la consommation d'alcool se rendre complice et même aggraver ce bilan.

Interrogeons-nous aussi sur l'évolution du chiffre des décès imputés à l'alcool. Dans l'étude de C. Hill, de 2009, ils étaient 49 000 ; ils devenaient en 2017, pour la MILDECA, 45 000, et deux ans plus tard, la ministre de la Santé les faisait tomber à 41 000. Descendrions-nous une pente vertueuse ? Ce constat est inattendu, car la quantité moyenne d'alcool consommée par Français a cessé de décroître depuis plusieurs années sous les effets de l'amollissement de la loi Evin.

On suggère, et même on demande instamment, au ministre de l'Éducation nationale, monsieur Blanquer, ainsi qu'à la ministre des Sports, madame Maracineanu, d'épauler la déclaration de leur consœur, madame Buzyn.

Avant ce projet « députatif », et si peu dépuratif, le peuple demandait : « Du pain et des jeux : *panem et circenses* ». Ce projet complète la demande en la formulant désormais : « Du pain, des jeux et de l'alcool : *panem, circenses et spiritus* ».

– 47 –

Agir contre l'alcoolisation de nos concitoyens, et en particulier de celle des plus jeunes

Quels que soient ses déguisements (cidre, bière, poiré, vins, apéritifs, anisette, cognac, vodka, gin, boukha, eaux-de-vie de fruits, calvados, etc.), l'alcool est de l'alcool…

« Le poison est dans la dose », il est aussi dans la fréquence des prises, dans la durée de l'intempérance, dans la dépendance qu'elle installe et dans une modalité de consommation en pleine extension – le *binge drinking* ou biture expresse ou alcoolisation aiguë.

L'importance de la consommation moyenne annuelle d'alcool pur par citoyen français, actuellement de 12 litres, a diminué de moitié en 40 ans ; ce qui atteste de l'efficacité de certaines actions ; même si la consommation d'autres drogues s'est simultanément envolée (transfert d'addictions ?).

Se saisir du grave problème de l'alcoolisme, deuxième cause de morts évitables (juste derrière le tabac) avec 41 000 morts chaque année, de multiples détresses sociales et de graves pathologies non létales, constitue une nécessité sanitaire, sociale et sociétale.

Les actions préventives ne peuvent évidemment méconnaître l'importance économique de l'alcool dans notre pays, qui en est à la fois un très grand producteur, un des plus grands consommateurs et un des plus grands exportateurs.

Quatre à cinq millions d'entre nous sont « alcoolo-dépendants ». Pour ne pas se sentir mal, ils ont besoin chaque jour de consommer, à une ou souvent à plusieurs reprises, une boisson alcoolique. Parmi eux, quelques centaines de milliers d'individus (on ne dispose curieusement pas de chiffres « officiels ») se situent dans l'excès très manifeste ; ce sont les alcooliques, qui consomment chaque jour plus de six unités alcooliques (et souvent beaucoup plus), i.e. plus de 60 g d'alcool pur quotidiennement. Toute connotation péjorative doit être exclue de cette désignation d'alcoolique, s'agissant de malades, de grands malades. L'alcoolisme est une maladie, dont les présentations souvent déplorables ne doivent pas cacher la nature. À ces hauts niveaux de consommation, l'alcool est une drogue dure, très dure, au point qu'un sevrage brutal peut être létal (c'est pourquoi il doit être réalisé en milieu médicalisé).

Comment agir sur les causes et les effets de cette maladie, avec ses perturbations physiques et psychiques ?

Il faut rompre le lien, tissé de longue date dans notre société, entre la notion de fête et le caractère systématique, quasi obligatoire, d'une consommation d'alcool. Un tel lien est démenti par des abstinents complets d'alcool, qui peuvent avoir le sens et le goût de la fête. L'alcool ne réchauffe pas l'urine ni ne l'acidifie. Le néphalique n'est ni un « pisse-froid » ni un « pisse-vinaigre ». Le lien fête-alcool est également démenti par les membres de la religion islamique, dont les fêtes se déroulent sans alcool.

Le *Champomy*, dont le degré alcoolique est inférieur à 1°5, pour être une boisson « sans alcool », n'en est pourtant pas rigoureusement dépourvu. Un gamin qui dans l'échauffement de la fête en siffle une bouteille entière, ingurgite l'équivalent d'un verre de vin. Par ailleurs, cette boisson imprime très tôt chez l'enfant l'idée qu'à la fête doit être associé quelque chose qui ressemble au champagne.

Le degré alcoolique des bières et le volume de leurs cannettes s'accroissent régulièrement. Le degré alcoolique des vins s'envole lui aussi (avec des Côtes du Rhône à 14°5). Il faut revenir sur cette inflation, en taxant davantage les boissons au prorata de leur volume et du degré alcoolique. Une plaisanterie de Coluche était, alors que le parti communiste était en perte d'influence : « Quelle est la différence entre le P.C. et le Beaujolais nouveau ? Le P.C., à la différence du Beaujolais nouveau, n'est plus sûr de faire 8,5. » Essayez maintenant de trouver du Beaujolais nouveau à 8°5 ; impossible ! Il n'y en a plus d'un degré inférieur à 11°.

L'interdiction de la vente d'alcool aux mineurs doit être encore mieux respectée et prolongée par l'interdiction faite à ces mineurs de transporter des boissons alcooliques.

Les « *happy hours* », qui incitent à la consommation d'alcool à un prix réduit aux heures habituellement creuses des bars, doivent être interdites.

Les contrôles d'alcoolisation dans l'espace public doivent être pratiqués, même en l'absence de conduite d'un véhicule, à la seule vue d'un comportement anormal ; les niveaux d'alcoolémie supérieurs à 0,50 g/l devraient être verbalisés et une mise en cellule de dégrisement interviendrait pour des alcoolémies supérieures à 1 g/l.

Il faudrait restreindre la culture de la vigne aux seules régions où elle permet l'obtention de vins de qualité. Pour les régions où elle ne produit que des solutions hydro alcooliques sans valeur œnologique, l'alcool produit devrait être consacré à la production du bioéthanol, si le développement de ce carburant venait à le justifier.

Les prix des alcools forts devraient atteindre des niveaux dissuasifs.

Des informations répétées devraient expliquer aux jeunes les conséquences souvent malheureuses des alcoolisations aiguës : comas, vomissements avec régurgitations dans les voies respiratoires (syndrome de Mendelsson qui est encore souvent létal), induction d'alcoolisme à distance, effets neurotoxiques, désinhibition rendant le consommateur dangereux pour lui comme pour autrui…

Les contrôles routiers d'alcoolémie devraient être multipliés. Chez les titulaires depuis moins de trois ans d'un permis de conduire (moto ou auto), l'alcoolémie devrait être nulle. Cette disposition contribue à l'instauration du principe « boire ou conduire, il faut choisir », en laissant espérer qu'il perdure au-delà de cette période probatoire.

Les contrôles d'alcoolémie en milieu professionnel devraient être plus systématiques, en particulier lors de la prise de postes requérant une complète lucidité.

On sait désormais détecter l'importance de la consommation d'alcool d'une personne, ainsi que sa durée, par la mesure dans ses cheveux d'un produit de transformation métabolique de l'alcool, l'éthylglycuronide. Ce dosage devrait être réalisé dans le recrutement pour l'exercice de certaines fonctions sensibles, ainsi qu'inopinément au cours de leur exercice. Il désignerait ceux dont l'alcoolémie devrait être plus spécialement testée au cours de l'exercice de leur métier.

Exit les « troisièmes mi-temps » faisant suite à des manifestations sportives et les buvettes de stades.

Exit les bizutages, dont l'esprit visait à l'intégration à une culture, à un groupe, à l'exercice d'une tradition, et qui se sont laissé pervertir et dénaturer par des ivresses. Les alcooliers doivent se voir rigoureusement interdits le don d'alcool pour des soirées estudiantines, qu'ils utilisent comme une forme d'initiation aux ivresses.

Les boissons non alcooliques devraient être à des prix attrayants relativement aux boissons alcooliques (par exemple boissons à l'orange vs bières).

Une « nouvelle gastronomie » devrait s'appliquer à se marier avec des boissons non alcooliques. Notre gastronomie, mondialement appréciée, s'est largement bâtie au contact des boissons alcooliques de leurs terroirs d'origine ; association qu'il convient de respecter, mais avec modération.

Les personnels des cafés ne devraient plus servir de boissons alcooliques à des sujets présentant les prémices de l'ivresse ; le constat d'alcoolisations élevées d'individus à la sortie de ces établissements engagerait la responsabilité des débitants de boissons.

Chez les sujets à qui le permis de conduire a été retiré pour ivresse, sa restitution devrait être conditionnée au retour à la tempérance, vérifiée par le dosage capillaire de l'éthylglycuronide, ainsi qu'à la pose dans leur véhicule d'un dispositif empêchant son démarrage s'il est décelé dans l'air qu'ils expirent une certaine concentration d'alcool.

L'infirmière du collège ou du lycée devrait pouvoir pratiquer une mesure de l'alcool dans l'air expiré par un élève, qui lui aurait été adressé par un professeur constatant des troubles du comportement ; un résultat positif serait communiqué aux parents de l'élève, au médecin scolaire et au directeur de l'établissement.

– 48 –

L'éthylotest : nouveau permis de conduire

Notre pays compte 4 à 5 millions de sujets alcoolo-dépendants (i.e. incapables de se priver d'une quelconque boisson alcoolique, cidre, bière ou poiré compris, 1 ou 2 jours chaque quinzaine), ainsi que quelques centaines de milliers d'alcooliques qui, chaque jour, explosent allègrement (en fait bien tristement) la limite quotidienne de trois verres de vin chez l'homme et de deux verres chez la femme ; convertissant presque ces nombres de verres en nombre de bouteilles.

La France est au premier rang de la production de boissons alcooliques, mais aussi de leurs consommateurs (avec une consommation de 12 litres d'alcool pur par Français et par an) ; tout se passe comme si nous devions servir de mauvais exemple aux pays à qui nous vendons une bonne part de notre production.

C'est dans ce contexte qu'un certain nombre de nos concitoyens prennent le volant, avec une alcoolémie supérieure aux limites prescrites par la loi, lesquelles sont de : 0,20 g/l chez les titulaires du permis de conduire depuis moins d'un an ; 0,50 g/l chez les autres titulaires du permis. Les transgressifs s'exposent alors à une comparution devant le tribunal de police, qui peut leur infliger la perte de 6 points de leur permis de conduire (qui en comporte 12), 135 € d'amende et une suspension temporaire de ce permis. La punition est plus rigoureuse lorsque l'alcoolémie excède 0,80 g/l. C'est alors le passage devant le tribunal correctionnel qui peut suspendre leur permis pour une durée maximale de six mois…

Depuis janvier 2019, les préfets peuvent, après avoir pris un avis médical, substituer à une suspension du permis de conduire son maintien à la condition que le véhicule que conduira le contrevenant soit équipé d'un éthylotest.

L'éthylotest ne permet le démarrage du véhicule que si son conducteur a une alcoolémie inférieure à 0,5 g/l (i.e. inférieure à 0,25 mg d'alcool par litre d'air expiré).

Le prix de l'appareil est d'environ 1 300 €, mais il peut être loué (≈ 100 € par mois si c'est pour une durée de 3 à 6 mois ; ce loyer diminue à ≈ 50 € si la location est prévue pour une durée de 2 ans) ; le coût de son installation avoisine les 400 €.

Cette nouvelle tolérance se justifie par :

– le nombre élevé des contrevenants à la législation sur l'alcoolémie au volant, lié à notre intempérance nationale ;

– la catastrophe professionnelle et sociale que constitue l'interdiction de conduire une automobile, dans la société actuelle.

On mettra en regard de ces dispositions qu'un tiers des accidents mortels de la route sont le fait de la conduite sous les effets de l'alcool ; que les effets de l'alcool sont potentialisés par nombre de médicaments psychotropes dont les Français sont de grands consommateurs (hypnotiques, anxiolytiques, sédatifs, antidépresseurs…), ou par diverses drogues, dont le cannabis, qui recrute 1 500 000 usagers réguliers, alors que les pouvoirs publics atténuent lentement mais sûrement son statut de drogue illicite. Ce n'est pas combattre les méfaits d'une drogue que de réduire la crainte de la sanction à laquelle s'expose celui qui contrevient à son interdiction.

L'esprit de tricherie, dont nos concitoyens ne sont pas dépourvus, a conduit le législateur à assortir la mesure de quelques précautions. Pour éviter que quelqu'un se substitue au conducteur pour souffler, le démarrage doit s'effectuer moins de 2 minutes après avoir soufflé. À la demande de l'appareil, le conducteur doit souffler à nouveau, à un moment aléatoire, au cours de la première demi-heure de conduite. Une infraction à l'usage de ce dispositif pourra être punie d'une amende, de la confiscation du véhicule et du retrait du permis ; le comparse pourra également être puni.

Pour que soit levée l'obligation de l'éthylotest, après 3 à 6 mois (délai qui laisse à l'intempérant le temps de se sevrer), suggérons que l'éthylglucuronide soit dosé dans ses cheveux. Ce métabolite de l'alcool se fixe dans le cheveu au cours de sa formation ; la croissance du cheveu étant d'un centimètre par mois, on peut suivre, mois par mois, l'importance de la consommation d'alcool et savoir si elle a été arrêtée.

Au total, cette atténuation de la rigueur de la loi est pavée de bonnes intentions ; la suite dira ce qu'il convient d'en faire...

Le vin parmi les boissons alcooliques, l'alcool parmi les drogues

La réflexion qui va être exposée est celle que j'ai développée lors de mon intronisation, sur invitation, dans une confrérie de vins très connus. Je savais, en acceptant cette invitation, qu'au cours du dîner qui suivrait, je serais soumis, comme les trois autres académiciens intronisés ce soir-là, aux questions des convives (150 environ). Quant aux questions qui me seraient posées, elles porteraient, bien évidemment, sur les addictions, cette thématique ayant été associée à mon nom sur le programme. Donc pas de surprise, pas de chausse-trappe. Aussi avais-je préalablement un peu réfléchi aux concessions que j'étais prêt à faire à l'usage du vin (j'ai bien dit l'usage et non pas l'abus) et aux limites que je souhaitais ne pas dépasser. Je restitue ici les grandes lignes de mon propos.

Cela débuta par quelques rappels indispensables :

Oui, l'alcool est une drogue ; et pour certains niveaux d'abus, c'est même une drogue dure. Oui, le vin contient de l'alcool, justifiant que sa législation et son usage fassent l'objet d'une attention soutenue, tant des pouvoirs publics que de chacun(e) d'entre nous. Oui, l'alcool est à l'origine d'énormes dégâts humains. L'étude épidémiologique (2013) de l'équipe de C. Hill (Villejuif) nous a appris (enfin !) qu'en France, 49 000 morts lui sont imputables chaque année ; sachant qu'en outre ceux qui y survivent ne vont pas tous bien. Oui, l'alcool a un fort pouvoir d'accrochage, puisque certaines études évaluent à près de 4 millions et demi le nombre d'alcoolo-dépendants, c'est-à-dire de personnes incapables de s'abstenir de toute boisson alcoolique (cidre, poiré et bière y compris) une journée par semaine ou par quinzaine. C'est dans ce groupe que titubent 6 % d'individus qui, à eux seuls, consommeraient presque un tiers de toute la production alcoolique nationale. Ceux-là sont les alcooliques. S'ils acceptaient d'arrêter brutalement leur folle consommation, ce devrait être dans un service médicalisé, car sans cette précaution ce sevrage pourrait leur être fatal. Il est très difficile de faire rompre un sujet alcoolo-dépendant et plus encore un sujet alcoolique avec l'agent de son intoxication chronique.

Pourquoi ne peut-on espérer éradiquer l'alcool de notre pays ?

L'alcool nous vient du fond des âges. Avant que les Romains n'introduisent la culture de la vigne, nous savions produire de l'alcool à partir d'autres substrats (le miel, la pomme…). L'alcool, en particulier avec le vin, fait partie de notre patrimoine, de nos traditions nationales, de notre culture judéo-chrétienne. Au niveau religieux (à la différence de la religion islamique), la consommation de vin est acceptée. Les filles de Loth enivrent leur père, pour l'inciter à une procréation incestueuse. La messe chrétienne utilise le vin, et les banquets des fêtes, religieuses ou non, sont l'occasion de libations. Au niveau social, les vins d'honneur, les banquets y font largement appel. Au niveau de la gastronomie, un de nos fleurons nationaux, nos mets emblématiques semblent avoir été conçus pour les boissons alcooliques produites régionalement. Que deviendrait la choucroute avec de l'*Orangina* ? Les moules-frites avec du *Coca-Cola* ? Le coq au vin avec de la *Badoit* ? Le homard à l'armoricaine avec du *Schweppes* ? Dans un triangle d'or des vins de la Haute-Loire : Pouilly-Fumé/Menetou-

Salon/Sancerre, on trouve, presque à l'épicentre, Chavignol et son crottin, qui s'allie de façon remarquable avec les trois vins blancs précités.

Au niveau économique, près de 500 000 Français tirent leurs ressources de l'alcool ; les vignerons ne comptent que pour 120 000 d'entre eux ; mais il y a des céréaliers à l'origine du malt pour la bière, et d'autres agriculteurs pour la culture du houblon ; l'industrie de la bouteille, de l'embouteillage, du bouchon, le transport, la vente par les cavistes ; 5 à 10 % du chiffre d'affaires des grandes surfaces correspond à la vente de produits alcooliques (dès lors un même pourcentage de leur personnel émarge à ce décompte). Toujours au niveau économique, nos exportations contribuent très opportunément à réduire le déficit abyssal de notre commerce extérieur.

Ne pouvant éradiquer l'alcool, il faut contrôler minutieusement sa diffusion :

Un premier point, majeur, réside dans la préservation de nos jeunes. Cela devrait commencer par l'interdiction des scandaleux « *Prémix* ». Le goût de l'alcool n'étant pas agréable au palais de l'enfant et de l'adolescent, dans ces pièges ciblant la jeunesse, l'alcool est dissimulé derrière les bulles de gaz carbonique, le sucre, des arômes et des saveurs. Plus l'alcool est expérimenté précocement, plus vite il est adopté et plus son consommateur s'en trouvera détérioré. Il faut interdire la consommation d'alcool par les mineurs sur l'espace public. *Exit* la vente des cannettes de bière, par packs de 12 et même 24 ; des cannettes dont le volume s'accroît au-delà des 250 ml qui prévalaient (33 cl, 50 cl) et dont le degré alcoolique s'envole très au-delà des 4°5. Interdire également l'introduction d'alcools forts dans les soirées festives, « rallyes », « présentations » (on ne dit plus « bizutage ») ; les Vodka, Gin, Cognac, Calvados, Whisky, qui sont consommés selon la modalité du « *binge drinking* » (ou « biture expresse », ou alcoolisation aiguë) à l'origine de comas alcooliques, dont on sait, outre leurs conséquences neuro-toxiques, les risques d'inhalation dans les poumons du contenu gastrique (le très grave syndrome de Mendelson), ainsi que la préparation à des alcoolo-dépendances de survenue tardive.

– Usant d'une pédagogie qui actuellement n'est pas, ou est insuffisamment, ou est mal développée, doivent être présentés, chiffres à l'appui, les méfaits produits par l'alcool consommé de façon excessive.

– On devrait s'appliquer à développer une culture du goût, qui permettrait (par l'exercice d'une dégustation, sans déglutition/absorption) d'apprendre à reconnaître les bons vins. Le vin ne devrait être associé qu'à la gastronomie, avec l'exigence de bons vins, dont le prix relativement élevé dissuadera d'une consommation fréquente et excessive. *Exit* les « pinards », « les gros rouges qui tachent », les « brise-ménages », les « piquettes » et autres « picrates ». Il faut agir sur la qualité et non sur la quantité, stopper l'ascension du degré alcoolique des vins, stopper l'extension de leur espace de production.

En 40 ans, la consommation moyenne d'alcool, par Français et par an, a diminué de moitié (passant de 24 litres d'alcool pur à 12) grâce à de saines dispositions législatives, dont la loi Evin. Actuellement, en raison des mauvais coups portés à cette loi, la décroissance s'est arrêtée ; il faut la poursuivre.

Au volant, les jeunes titulaires d'un permis de conduire doivent être soumis pour l'alcool à la « tolérance Zéro », afin d'installer le conditionnement : si je conduis, je ne bois pas. D'autant que nos jeunes y ajoutent volontiers, comme en toute innocence, un « pétard » ou un « joint » de cannabis. La rencontre de son THC avec l'alcool conduit à une synergie potentialisatrice, c'est-à-dire à un effet très supérieur à la somme algébrique des deux effets respectifs. L'étude SAM (Stupéfiants et accidents mortels de la route) a montré que l'association du cannabis à l'alcool multipliait par 14 le risque d'avoir un accident mortel de la route ; des études plus récentes font état d'un facteur encore plus élevé (29).

La diminution de moitié de la consommation d'alcool a réduit d'un facteur 10 la fréquence du syndrome d'alcoolisation fœtale (SAF). Cet héritage que transmet la maman intempérante à son enfant est pour lui une énorme malchance (qui était pourtant évitable). Ces enfants dysmorphiques présentent en outre un retard mental. Le message « alcool zéro » (abstention totale d'alcool) chez la femme enceinte commence à être entendu. On doit néanmoins déplorer que le pictogramme représentant une femme enceinte de profil avec une barre d'interdiction, devant obligatoirement figurer sur toutes les boissons alcooliques, est souvent si petit, si difficile à voir par sa couleur et ainsi à comprendre que cela confine à un véritable détournement de cette disposition. Honte à ceux qui, par ces subterfuges, contribuent à la persistance de ces SAF.

Saluons les bons vins, consommés avec modération, par les seuls adultes, sans dépasser trois verres quotidiens chez l'homme et deux verres chez la femme, ceci au cours des repas, et… pas tous les jours.

Trois verres de vin, d'une contenance type (attention aux hanaps), au cours d'un banquet qui s'étend sur plus de deux heures, ne font pas dépasser le niveau d'alcoolémie (0,50 grammes par litre) fixé par la loi pour interdire la conduite automobile. « Heureux qui boit, honteux qui choit ».

– Dissocions, chez les jeunes ce couple diabolique : « pas de fête sans ivresse ».

– Faisons la guerre, par une information rigoureuse, à l'alcoolisation aiguë.

– Prévenons du danger que constitue le « rattrapage » d'un coma alcoolique par force boîtes de « *Redbull* » ; cette pratique, en palliant le coma, laisse persister les effets délirants et hallucinatoires de l'alcool ; elle maintient ainsi la capacité physique de se livrer aux exactions auxquels ces effets incitent.

– Que les filles interprètent l'alcoolisation aiguë de ceux qui les accompagnent en soirée comme une fuite devant l'amour et se détournent d'eux.

– Que cesse d'être détricotée la loi Evin, pour un retour rapide et rigoureux à ses dispositions fondamentales.

– 50 –

Il est vain de prétendre que le vin n'est pas de l'alcool

Il a été récemment prétendu que le vin, ce n'était pas de l'alcool. Analysons cette assertion au deuxième degré (si l'on peut dire).

Le degré alcoolique d'un vin (°) correspond au volume d'alcool pur présent dans 100 ml de ce vin. Dans une bouteille (750 ml) d'un vin au titre alcoolique de 13° (niveau qui tend à devenir la règle, oubliez les Beaujolais nouveaux d'antan à 9°), le volume d'alcool pur est de : 13 (comme degré) x 750 (comme millilitres), divisé par 100 (c'est un pourcentage), soit de 97,5 ml d'alcool pur. La densité de l'alcool pur étant de 0,789, la quantité d'alcool pur dans cette bouteille est de (97,5 x 0,789) 77 g. Ce calcul ne tient pas compte du fait que, lors du mélange de l'alcool et de l'eau, survient une contraction de volume. Ne compliquons pas davantage, afin qu'à la différence de Jupiter, Bacchus ne rende fou ceux qu'il veut perdre.

Ce détour permet d'affirmer, s'il en était besoin, que dans le vin, il y a de l'alcool ; et même qu'il y en a beaucoup. Dans chaque verre (100 ml), d'un vin à 13° alcoolique, il y a environ 10 grammes d'alcool pur. Donc, un verre standard de vin apporte 10 grammes d'alcool pur.

Analysons plus avant cette assertion.

S'il s'agit d'une horrible « piquette », celui qui l'engloutit s'inflige cet inconfort gustatif essentiellement pour satisfaire son besoin d'alcool.

S'il s'agit d'un « bon vin », l'alcool n'est sûrement pas absent des mobiles de sa consommation, mais avec des circonstances atténuantes que sont les saveurs, arômes, longueur en bouche… en faisant une fête papillaire, que les œnologues animent avec talent.

Même avec les meilleurs vins rouges, une dégustation en dehors des repas est d'une certaine rudesse, comme s'ils coagulaient les papilles. C'est davantage alors le maintien de l'alcoolémie à un certain niveau qu'une réelle dégustation.

Les bons vins, voire les « grands vins » (ce qui n'est pas inéluctablement synonyme), expriment leurs qualités dans l'alternance réalisée entre bouchées et gorgées. Le mets vient épauler le nectar et réciproquement. Un fromage de qualité moyenne et un vin du même niveau, par une épiphanie réciproque, peuvent aboutir à une fête papillaire.

Notre gastronomie s'est développée en symbiose avec des boissons alcooliques, en des couples qui semblent désormais indissociables : choucroute-bière blonde ; huîtres-Muscadet ; Sancerre, Pouilly-fumé, Menetou-salon, presque équidistants de Chavignol, se mariant à merveille avec son Crottin ; cidre-camembert ; lièvre à la royale avec un bordeaux charpenté ; homard à l'armoricaine avec un Corton-Charlemagne.

Il faudrait être un « pisse-froid » pour fustiger de telles associations. D'autant que ces embuscades gastronomiques sont erratiques ; que le prix de ces bouteilles est élevé ; qu'un équilibre entre ce que l'on mange et ce que l'on boit s'installe spontanément ; ce sont là autant d'éléments pouvant prémunir d'un excès franc.

Un tout autre discours doit être tenu s'agissant des « alcools forts » : gin, whisky, cognac, calvados, vodka, bukha, saké… Leur saveur est discrète, elle est de plus amoindrie par l'anesthésie des papilles produite par l'alcool à 40° ; leur séjour buccal est bref ; leurs lampées sont essentiellement au service d'une ascension de l'alcoolémie.

Le cheminement toxicomaniaque débute par l'expérimentation de l'alcool (elle a concerné plus de 40 millions de Français) ; elle peut évoluer de l'usage erratique vers l'usage régulier, puis virer à l'alcoolo-dépendance (5 millions de Français) ; elle peut aboutir enfin à l'alcoolisme. Quarante et un mille de nos concitoyens en meurent chaque année et l'intempérance recrute maints autres drames, auxquels il faut ajouter de multiples handicaps physiques et/ou psychiques.

– 51 –

Les dégâts du « binge drinking »
ou « biture/beuverie expresse »
ou alcoolisation aiguë

La consommation d'alcool, d'une façon intense et rapide, est bien plus fréquente aux USA qu'elle ne l'est en France, où hélas elle se développe.

Les quantités d'alcool bues qui définissent aux USA ce mode de consommation, correspondent à plus de 5 verres (ou unités alcooliques) chez l'homme et plus de 4 chez la femme, en l'espace d'une soirée. Il est désormais plus commun de situer le nombre de verres engloutis à 8 (soit 80 g d'alcool ingéré), sur un temps restreint à 1 h environ. Avec de telles quantités ingérées, l'alcoolémie atteint des taux autour de 1,60 g/l.

Le centre de contrôle des maladies des États-Unis (Center Diseases Control, le CDC d'Atlanta) s'est penché sur cette pratique. L'alcool consommé aux USA, Nation encore peu viticole, fait la part belle aux alcools forts, de distillation. Ce ne sont pas des produits que l'on déguste, que l'on savoure, comme un bon vin, mais beaucoup plus souvent des alcools forts (40°), qui sont engloutis à la recherche d'un effet « assommoir », en négligeant la saveur, le parfum, l'arôme, le bouquet, la longueur en bouche, « la mâche », le moelleux…

Aux USA, un adulte sur 6 se « muffle » ainsi au moins quatre fois par mois.

Dans cette Nation, plus de 90 % de l'alcool englouti l'est à l'occasion de ces « bitures expresses ». Chez les adultes non retraités, l'alcool est responsable de 10 % de tous les décès et de 70 % des décès prématurés.

Le coût de l'alcoolisme est proprement énorme : 225 milliards de \$. Il se décompose en : 72 % pour la perte de productivité, 11 % de dépenses de santé ; 9 % de frais de justice ; et 8 % d'autres frais. Rapporté à chaque boisson alcoolique consommée, cela représente une dépense de 2 \$.

Isolant de cet ensemble les seules « bitures expresses », le coût est de 171 milliards de \$, soit 76 % du total.

Le coût de la criminalité due à l'alcool, au pays où la détention des armes à feu est autorisée, est de 73 milliards.

De ces dépenses énormes, 94 milliards sont assumés par l'État, ce qui porte sa contribution à environ 0,80 \$ par boisson.

Cette pratique de la biture expresse s'accroît en France. Dans une thèse que j'ai dirigée à Rouen en 2012 (Claire Petit), qui comparait les consommations d'alcool chez des étudiants de quatrième année de faculté de Lettres et de faculté de Pharmacie, nous avons constaté, dans l'année précédente (2011), que 51 % des étudiant(e)s interrogé(e)s révélaient qu'ils avaient présenté une ou plusieurs **ivresses aiguës** (84 % garçons ; 59 % filles), dont 25 % d'entre eux d'une façon uni ou plurimensuelle. S'agissant maintenant des **comas alcooliques**, 33 % des étudiants en Lettres et 24 % des étudiants en Pharmacie déclaraient avoir présenté un tel coma dans l'année précédant l'enquête.

Une pratique se développe, qui consiste à « rattraper », ou plutôt à prévenir ces comas par une forte consommation de caféine (*Redbull*). Les effets « comatogènes » de l'alcool s'effacent ; comme nous l'avons montré expérimentalement chez des souris, après que l'on avait invalidé chez elles le gène codant le récepteur A2a de l'adénosine, ou après qu'on avait bloqué leurs récepteurs A2a par de fortes doses de caféine. Dans les deux cas, les souris ne présentaient plus les effets de type anesthésique général d'une alcoolémie de 5 g/l (« Caffeine reduces hypnotic effects of alcohol through adenosine A2a receptor blockade », El Yacoubi M, Ledent C, Parmentier M, Costentin J, Vaugeois JM, *Neuropharmacol,* 2003 ; 45 : 977-85).

Chez l'Homme, l'association de caféine à des doses extravagantes d'alcool prévient le coma, mais laisse persister les troubles délirants et hallucinatoires de l'alcool, et avec eux tous les troubles qui peuvent leur être associés. Le docteur Ph. Arvers, de Grenoble, nous a expliqué, lors d'une réunion de la commission « Addictions » de l'Académie de médecine, que nombre d'incidents, d'accidents, de rixes, qui survenaient au cours de soirées arrosées réunissant des élèves ingénieurs de sa ville, portaient la marque de cette association alcool-*Redbull.*

La répétition d'alcoolisations aiguës produit des effets neurotoxiques (destruction de populations neuronales). On peut les observer chez des animaux multi alcoolisés à la période de leur puberté, ainsi que chez l'adolescent humain. Cette neurotoxicité est mise en évidence par diverses techniques d'imagerie médicale, ainsi que par différentes épreuves fonctionnelles. C'est peut-être à ces altérations qu'est due l'appétence singulière pour l'alcool qui se développe à l'âge adulte et qui peut précipiter dans l'alcoolisme ces *binge drinkers* (Chassin et coll. J. Consult. Clin. Psychol. 2002, 70, 67-78). Une revue a été consacrée par S. Campanelle (Bruxelles) dans le J.I.M. français, du 30-01-2015 : « Le *binge drinking* chez les jeunes : que savons-nous de ses conséquences cérébrales ? »

Aux dix recommandations sur l'alcool, formulées par un groupe de médecins, ajoutons celles du CNPERT

Des médecins de différentes disciplines ont signé un ensemble de recommandations destinées au législateur, afin de réduire les effets désastreux de l'alcool sur la santé d'un grand nombre de ses consommateurs.

Des chiffres en attestent :

– Nous sommes, en France, les champions européens de la consommation de vin ;

– 4 à 5 millions de Français sont incapables de se priver complètement de toute consommation de boisson alcoolique un jour par semaine (les « alcoolo-dépendants ») ;

– 6 % des « alcoolo-dépendants » consommeraient à eux seuls la moitié de l'alcool consommé en France ; ce sont les « alcooliques », terme qu'il faut vider de ses connotations péjoratives, s'agissant de grands malades, sur qui ont convergé de nombreux facteurs, parmi lesquels les insuffisances de la prévention et les subterfuges des alcooliers.

L'abus d'alcool, à un très haut niveau, en fait une drogue dure, et même très dure ; au point qu'un sevrage brutal peut mettre en jeu le pronostic vital (*delirium tremens*), ce qui n'est pas le cas de l'héroïne.

L'alcool tue chaque année 41 000 Français. Il est la cause de nombreux handicaps, qui ne se résument pas aux cirrhoses hépatiques. Il est à l'origine de multiples dégâts sanitaires et sociaux.

L'intempérance per gravidique est à l'origine du syndrome d'alcoolisation fœtale (S.A.F., lequel n'a rien de *safe*) dont est encore victime un nouveau-né sur 1 000. Ce risque est annoncé sur les flacons de boissons alcooliques par un pictogramme, souvent quasi illisible.

Les recommandations exprimées par ce collectif de médecins empruntent beaucoup à celles qu'exprime de longue date l'académie nationale de Médecine, on comprendra dès lors que nous y adhérions pleinement. Elles requièrent :

– L'indication, bien lisible et contrastée sur les flacons, de la quantité en grammes de l'alcool, du sucre et de la quantité de calories qu'ils apportent. Un pictogramme bien visible et lisible indiquera que la consommation de boissons alcooliques est contre-indiquée chez la femme enceinte.

– Le remplacement de la mention « *l'abus d'alcool est dangereux pour la santé* » par « ***L'alcool est dangereux pour la santé*** ».

– La suppression de la mention « *à consommer avec modération* ».

– L'interdiction sur tous supports de la publicité des boissons alcooliques.

– La très large diffusion de la recommandation de ne pas consommer plus de dix verres standards de boisson alcoolique (apportant chacun 10 grammes d'alcool) par semaine et pas plus de deux verres standards par jour.

– La taxation au prorata du contenu en grammes d'alcool de chaque flacon.

– Un prix minimum de vente par unité d'alcool, pour toutes les formes de boissons alcooliques.

– Le versement des taxes perçues au financement de programmes de repérage précoce de l'intempérance alcoolique, ainsi qu'au soutien apporté aux recherches sur cette drogue, afin qu'elles soient indépendantes des lobbies alcooliers.

Le CNPERT approuve sans réserve ce manifeste. Il aimerait que certains de ses signataires soient aussi clairs quand ils s'expriment sur le cannabis, car mesurant bien les dégâts provoqués par le statut licite de la drogue alcool, ils ne peuvent ignorer les liaisons dangereuses à déplorer entre l'alcool et le cannabis.

Aux recommandations précédentes, le CNPERT en ajoute cinq :

– L'interdiction de la vente des «*premix*» ou « *alcopops* » destinés à piéger enfants et adolescents par l'alcool ; ces boissons alcooliques cachent sa saveur, peu agréable à leur palais, derrière le sucre, les bulles du gaz carbonique, les saveurs et arômes de fruits.

– S'appliquer à dissocier, dans l'esprit des jeunes, la notion de vraies fêtes de celle d'une consommation d'alcool. Dans cet esprit, on s'abstiendra d'offrir aux enfants des boissons telles que le *Champomy*, qui les conditionnent à une telle association d'idées.

– La répression de l'ivresse publique des mineurs devra impliquer la responsabilité parentale (amendes).

– La mise en garde (qui devrait être très médiatisée) sur les dangers du *« binge drinking »*/*« biture expresse »*/*« alcoolisation aiguë »*, dont la pratique se développe d'une façon inquiétante.

– L'imposition effective d'une «alcoolémie nulle» (en fait inférieure à 0,20 g/l) chez les jeunes permis, afin de créer le stéréotype « Boire ou conduire, il faut choisir ».

Morphiniques

Autres drogues

Miscellanées

Considérations diverses

– 53 –

Le Subutex®, vous connaissez ?
Et si oui, vous a-t-on tout dit ?

En France, plusieurs centaines de milliers de personnes sont intoxiquées par la morphine et d'autres drogues apparentées, comme la codéine, le tramadol, l'oxycodone, avec au sommet la terrible héroïne.

Cette héroïne se fume, se sniffe et s'injecte dans les veines. L'injection la fait accéder très vite au cerveau, où elle déclenche le « *shoot* », sensation pseudo-orgasmique, sorte d'arc électrique, qui produit chez celui qui l'a éprouvé le désir irrésistible de le réitérer.

Ces injections, pratiquées avec des seringues et aiguilles contaminées par le partage avec d'autres utilisateurs, ont contribué à la diffusion des virus des hépatites B et C et du sida. C'est pour les prévenir que des seringues et aiguilles ont été librement fournies, souvent même de façon gratuite, aux héroïnomanes, avec pour corollaire une plus grande facilité offerte à l'injection intraveineuse de différentes drogues.

Pour faire rompre les héroïnomanes avec leur comportement injecteur, on dispose de deux produits, l'un administré par voie orale – la méthadone – l'autre par voie sublinguale – la buprénorphine/Subutex©. À la différence de l'héroïne, ils ont une longue durée d'action. Ils occupent les mêmes récepteurs que ceux sur lesquels agit l'héroïne. Ce faisant, ils préviennent les manifestations d'abstinence qui surviennent quelques heures après l'injection d'héroïne. De plus, ils annihilent l'effet de « shoot » qui surviendrait si l'utilisateur persistait à s'injecter l'héroïne. En effet, occupant en permanence les récepteurs sur

219

lesquels elle agit, ces molécules s'opposent à la stimulation soudaine que provoquerait l'irruption de l'héroïne dans le cerveau.

À un certain nombre de nuances près, cette stratégie serait satisfaisante si de scandaleux détournements ne mettaient à mal cette belle histoire, qui coûte à la « sécu » la peau du... bas du dos.

Le Subutex® (buprénorphine à haut dosage) peut être prescrit par les médecins généralistes. Un certain nombre d'entre eux, sans formation particulière, en sont de gros prescripteurs/pourvoyeurs. Ils prennent souvent à peine le temps d'examiner ces patients et d'échanger avec eux, alors qu'en plus de leur toxicomanie, leurs problèmes somatiques sont généralement plus importants que ceux présentés par la patientèle moyenne des cabinets médicaux. Ils ne s'attardent pas non plus à prescrire des doses dégressives qui permettraient, à terme, d'en finir avec ce substitut à l'héroïne.

Un tiers environ des patients se font des « *shoots au subu* ». Ils mettent les comprimés sublinguaux dans de l'eau et s'injectent le surnageant. Avec ce détournement fréquent, c'en est fini de la prévention des risques liés à l'injection ; *exit* aussi la rupture avec le comportement injecteur...

Certains héroïnomanes visitent successivement plusieurs médecins qui leur prescrivent le « *subu* » à la plus forte dose autorisée (16 mg), puis autant de pharmaciens qui leur délivrent ces ordonnances. Que font-ils de ces stocks ? Ils les revendent et avec l'argent perçu ils s'achètent leur héroïne. Ils effectuent cette revente à de jeunes toxicophiles, leur ouvrant ainsi la porte des opioïdes. Ce trafic recrute donc de nouveaux héroïnomanes. Il peut encore s'agir d'une revente à des réseaux mafieux qui l'exportent dans des États qui soit ne disposent pas de buprénorphine, soit où son prix est très élevé.

Pour éviter le détournement par injection, il existe une spécialité pharmaceutique (la Suboxone®). Elle associe à la buprénorphine de la naloxone, un antagoniste des récepteurs opioïdes de type mu (récepteurs sur lesquels agissent l'héroïne ou la buprénorphine). La naloxone n'est pas résorbée par voie sublinguale ; elle ne perturbe donc pas l'effet attendu/recherché de la buprénorphine. Par contre, mise en solution avec la buprénorphine en vue de son injection, elle parvient avec elle au cerveau ; elle prévient le shoot buprénorphinique et peut même induire un syndrome d'abstinence ; ce qui dissuade à jamais celui qui s'est livré à ce détournement de recommencer. Comme s'il existait une collusion entre des prescripteurs de Subutex® et les injecteurs de cette buprénorphine, ces prescripteurs répugnent à prescrire la Suboxone®.

Nombre de prescripteurs boudent aussi les génériques du Subutex® ; ils sont pourtant moins coûteux que le produit princeps. La raison inavouée est que la matrice galénique de ces génériques laisse un résidu insoluble important, ce qui restreint le volume injectable du surnageant.

Ces détournements durent depuis longtemps ; il est urgent de reconsidérer ces dysfonctionnements et d'empêcher que l'empathie de certains prescripteurs continue de se transformer en une collusion à l'origine de ces scandaleux détournements.

Derniers florilèges du détournement de la buprénorphine à haut dosage (BHD)

Plus de 300 000 personnes en France sont affectées d'une dépendance aux opiacés et opioïdes (tramadol, codéine, morphine, oxycodone, fentanyl, héroïne). Certaines le sont devenues au décours de prescriptions d'analgésiques puissants, à fortes doses, sur des durées plus ou moins longues. D'autres sont devenues dépendantes aux morphiniques par une ascension «récréative» de l'échelle des toxicomanies (tabac, alcool, cannabis, ecstasy, cocaïne, buprénorphine, oxycodone, morphine, méthadone, héroïne). Un de ces échelons est celui de la buprénorphine à haut dosage (BHD, le Subutex®), avec ses comprimés sublinguaux qui étaient destinés à faire rompre les héroïnomanes avec l'injection intraveineuse (I.V.) de leur drogue. Cette injection d'héroïne ancre ses victimes dans leur toxicomanie, par l'effet «*shoot*» qui est associé à la variation très rapide de la stimulation des récepteurs cérébraux des substances endogènes que sont les endorphines (récepteurs mu/μ). Une telle stimulation «flash» est produite aussi par l'injection I. V. d'autres substances morphiniques.

La BHD, administrée par voie sublinguale, en occupant durablement ces récepteurs aux endorphines, s'oppose à la stimulation subite que produirait l'injection I. V. d'un morphinique. C'est à cette fin que la BHD a été autorisée en France il y a une quinzaine d'années. Elle est prescrite par des médecins généralistes, qui auraient dû recevoir une formation spécifique, autre que celle dispensée par les déléguées médicales des laboratoires qui la commercialisent.

La suite (qui semble ignorée des médias, puisqu'ils n'en parlent pas), ce sont plus de 100 000 «bénéficiaires» de ce Subutex®/BHD, à qui il est prescrit, souvent à la plus haute dose autorisée (16 mg/jour), avec une forte proportion d'entre eux qui se l'injectent, aux frais de notre Sécurité sociale, à la place de leur coûteuse héroïne, avec les mêmes risques de transmission du sida, des hépatites B et C… qui justifiaient son autorisation de mise sur le marché.

L'argument récurrent de la «réduction des risques» en fait naître de plus grands que ceux qu'elle prétend réduire. Un même «bénéficiaire» se fait prescrire de la BDH par plusieurs médecins, puis il se fait délivrer ces ordonnances dans des pharmacies différentes ; la revente du stock constitué lui permet d'acquérir sa chère héroïne pour se l'injecter. Il effectue cette revente à de jeunes toxicophiles, qui accèdent ainsi, à faible coût, aux morphiniques. Ils en usent et bientôt en abusent, d'abord par voie sublinguale, puis ils passent à la voie I.V. après mise en solution de la glossette, puis bientôt nombre d'entre eux arriveront à l'héroïne.

L'important résidu de la matrice galénique du Subutex® et plus encore de ses génériques, restreint le volume du surnageant qui peut être injecté. Cette restriction du détournement vient d'être surmontée par la commercialisation d'un *lyoc (comprimé à dissolution complète et instantanée sur la langue)* de buprénorphine à haut dosage. Il s'agit de l'Orobupré® du laboratoire français Ethypharm. Ces *lyocs* peuvent être dissous dans l'eau en vue de leur injection, ne laissant pas de résidu insoluble.

La responsabilité de son autorisation de mise sur le marché incombe à l'Agence nationale de sécurité du médicament (ANSM) qui, ayant instruit le dossier, a recommandé à la ministre de la Santé d'autoriser sa mise sur le marché (A.M.M.) ; c'est la ministre (madame Buzyn) qui a signé cette autorisation. La Haute autorité de santé (HAS) a émis un avis dans lequel elle considère qu'OROBUPRE® n'apporte pas d'amélioration du service médical rendu (ASMR V) par rapport au Subutex® ; il n'est proposé de ce fait qu'un remboursement à 30 %. La Mission interministérielle de lutte contre les drogues et autres conduites addictives (MILDECA) n'aurait pas été associée à cette décision.

Ces organismes qui devraient lutter contre l'expansion des drogues ont, en l'occurrence, un fonctionnement ne justifiant pas ce qu'ils coûtent à la collectivité, puisque leurs actions se limitent à un accompagnement et même à une incitation à l'usage des drogues. La MILDECA (plan d'action 2018-2022) a même anticipé l'accroissement du nombre de « salles de shoots pour toxicomanes », alors que l'évaluation de leur pertinence (qui reste très contestée) ne devait intervenir que 6 ans après leur mise en œuvre. La précédente présidente de la MILDECA (madame D. Jourdain–Menninger) se déclarait favorable à la commercialisation d'une forme injectable de BDH. Patience… Le laboratoire Ethypharm, encore lui, s'y prépare (éthique s'écrit sans y).

Qu'une part de l'impôt (jugé confiscatoire par nombre de ses assujettis) soit utilisée non pour lutter, mais pour faciliter les toxicomanies est *insupportable* !

– 55 –

Objections aux « salles de consommation de drogues à moindres risques »

(salles de shoots pour toxicomanes)

Malgré les avis négatifs de l'Académie nationale de médecine, de l'Académie nationale de pharmacie, du Centre national de prévention, d'études et de recherches sur les toxicomanies, du Collectif des associations antidrogues, les défenseurs de l'instauration des salles de shoots/salles de consommations à moindres risques pour toxicomanes ont, dans un contexte très politisé, eu gain de cause.

Cette disposition est une remise en question, *de facto*, du statut des drogues dans notre société. Elle délivre aux plus jeunes un déplorable message. Ces mêmes défenseurs des salles de shoots requéraient aussi la légalisation de toutes les drogues, ce qu'ils continuent de revendiquer. Leur logique prévoit ainsi qu'au bout d'un itinéraire débutant par l'alcool, suivi du cannabis et des autres drogues illicites (qui cesseront de l'être), dans un processus d'escalade, ces salles de shoots seront le havre d'arrivée de ces pitoyables croisières.

Ces salles de shoots, financées par la puissance publique, font que désormais, en certains lieux du territoire national (où ils s'ajoutent à d'autres territoires de non-droit), des drogues vendues librement alentour (puisqu'il est demandé à la police de ne pas troubler ce trafic) sont injectées en des locaux officiels, sous le regard complice et rassurant de personnels médicaux, dans des conditions de confort optimales.

Comme habituellement, le « service après-vente » de ces aberrations sanitaires et juridiques est assuré par des articles de presse exprimant une vive satisfaction. Tout est mis en œuvre pour prévenir la moindre velléité de marche arrière. À l'issue de la course malsaine que se sont livrée Paris et Strasbourg, pour savoir laquelle des deux villes (avec 2 l) serait la première à implanter une salle de shoots, Paris a gagné. Elles rivalisent maintenant dans les autocongratulations, les satisfécits et les superlatifs flatteurs.

Ces salles de shoots s'implantent alors que sont invalidés successivement les arguments qui prétendaient les justifier :

– Les injections pratiquées par les toxicomanes ne sont plus le mode commun de contamination par le VIH ou les virus de l'hépatite.

– Le prêt du matériel d'injection par un toxicomane à un autre n'est plus pratiqué, la pédagogie a opéré pour cela, elle est facilitée par le libre accès, souvent même gratuit, de ce matériel, avec un échange du matériel utilisé contre du matériel neuf, évitant que ce premier, potentiellement contaminant, soit abandonné en tout lieu.

– Ces salles de shoots devaient prévenir les overdoses. Or, elles sont devenues plus nombreuses, car le sujet, se sentant médicalement protégé, est tenté de s'administrer de très hautes doses de drogues.

– Hors de ces salles de shoots et bientôt en tous lieux, sans attendre l'arrivée du SAMU, un spray de naloxone-Nalscue®, ou une injection intramusculaire de naloxone-Praxad®, qui peut même être pratiquée au travers d'un vêtement, permet à quiconque de prévenir une issue fatale, pour autant que ces produits soient facilement accessibles, par exemple au côté des défibrillateurs.

– Ces s. de s. qui devaient améliorer l'ambiance des quartiers fréquentés par les toxicomanes l'ont aggravée. C'est pourquoi les riverains restent vent-debout contre ces salles qui font affluer dans leur quartier dealers et toxicomanes. Les toxicomanes ressortent de ces salles de shoots dans des états modifiés par la drogue, à l'origine de rixes, de déjections, d'exhibitions, de vociférations et d'autres troubles à l'ordre public...

Au niveau de la responsabilité et de l'éthique médicale, de graves problèmes sont délibérément occultés :

– Un arrêté ministériel affranchit les médecins des conséquences qui pourraient résulter de l'intoxication des toxicomanes, en faisant signer à ces derniers une décharge. Que peut valoir, au regard de la conscience médicale, une telle décharge arrachée à un toxicomane en état de manque ?
– Quel médecin, digne de ce titre, peut accepter que sous sa supervision soient pratiquées des injections de substances non identifiées, à des doses inconnues, avec les impuretés des produits de coupage, dans des solutions qui ne sont ni stériles ni apyrogènes... aux seules fins de leur faire ressentir le « *shoot* » et de pallier l'abstinence ?
– Le serment d'Hippocrate, qui stipule que le médecin ne devra pas dévoyer sa science pour pervertir les mœurs, se trouve bafoué dans ces s. de s.
– Le subterfuge qui consisterait à attirer ces toxicomanes par des conditions confortables d'injections de leurs toxiques, comme des moineaux avec du blé sous un filet, dans l'espoir de les insérer ultérieurement dans des filières de soins, les ancre dans leur pathologie. Une multitude d'autres dispositifs, dont le fonctionnement a d'ailleurs un coût prohibitif, sont déjà en place : CAARUD, CSAPA, centres et bus méthadone,

buprénorphine à haut dosage, sans oublier le « *Subu*» aux détournements scandaleux (cf. *supra*)…

Si d'autres salles de shoots venaient à être créées, à raison d'une salle pour 300 000 habitants, cela représenterait une dépense qui a été évaluée à 250 millions d'euros. Soit cette dépense viendrait gonfler la dette nationale, soit, d'une façon plus vraisemblable, elle viendrait emprunter à d'autres « lignes budgétaires », telles celle réservée aux opérations de prévention des toxicomanies, déjà très défaillantes, car elles sont peu faites et de plus mal faites.

Il faut mettre fin à cette aberration des salles de shoots et repenser la politique nationale de prévention et de prise en charge des toxicomanies, après avoir évalué le rapport entre l'efficacité et le coût de l'ensemble des nombreuses strates de l'addictologie. Avant de dépenser davantage (ce que l'on ne peut plus faire qu'à crédit), il faut dépenser mieux.

– 56 –

Ils s'étaient mis à cinq pour faire leurs sottises ; persévérants, ils voudraient en faire encore et davantage

C'est ce qu'on retiendra du livre *Toxic*, dont je me suis infligé la lecture (focalisation sur les toxicomanies oblige).

Toxic, ce livre l'est à tous les égards. Il s'agit des élucubrations de cinq comparses (B. Kouchner, P. Aerberhard, J.-P. Daulouède, B. Lebovici et W. Lowenstein) qui, irrépressiblement, à l'automne de leur vie, signent et persistent dans leurs sottises des dernières décennies.

Réjouissons-nous qu'en dépit de plusieurs alternances politiques, qui auraient pu offrir à leurs thèses des fenêtres de plus grandes opportunités, notre société n'ait pas cédé à leurs pressions qui visaient, *in fine*, à la légalisation de toutes les drogues, à commencer par le cannabis.

Ils ont contribué au fait que la France se soit hissée au premier rang européen de la consommation des drogues (toutes confondues). On imagine l'échappée encore plus marquée s'ils avaient été davantage entendus…

En couverture du livre, les esquisses de leurs visages sont ponctuées de points noirs ; comme s'il s'agissait de leur dernière poussée d'acné juvénile ? Quoi qu'il en soit, sa lecture m'a donné des boutons.

Le titre du livre, *Toxic* (ce que, les concernant, j'aurais écrit « Toxiques »), comporte un sous-titre : « *Le combat des 5 médecins de la drogue* ». Ils se revendiquent donc comme les principaux médecins, sinon les seuls, à avoir fait la promotion des drogues. Le moment venu, cela facilitera, en cette époque où l'on recherche les responsables de différents maux, l'instruction du procès de ces « *cinq médecins du gang* », comme ils s'autodésignent.

Dans un long chapitre, ils se racontent, en faisant dans l'auto et dans l'hétéro-congratulation : baroudeurs, Che Guevaristes ; confondant allègrement engagements politiques, engagements humanitaires (Médecins du Monde, Médecins sans frontières…), toxicomanies ; avec un énorme besoin de faire parler d'eux. Jeunes ambitieux, ils vilipendèrent Claude Olievenstein (créateur du centre Marmottan, qui fut en son temps une éminente personnalité française de l'addictologie). Comme au Far West où il fallait atteindre Kit Carlson pour devenir « le meilleur tireur de l'Ouest » ; ils ont tiré sur Olievenstein ; ils réitèrent, alors qu'il n'est plus là pour se défendre.

B. Kouchner, pour s'excuser d'avoir été ministre d'un gouvernement « de droite », souligne, à plusieurs reprises, que ses idées étaient plus faciles à faire passer auprès de ministres perçus comme étant de droite (P. Douste-Blazy, S. Veil, R. Bachelot, M. Barzach), suggérant qu'il y aurait eu, dans leur positionnement sur l'échiquier politique, une erreur d'étiquetage, voire une usurpation d'identité politique.

Les 5 comparses exhalent une énorme suffisance. Ce qu'ils ont compris, eux, c'est que le toxicomane n'est pas le malade qu'il faut tout faire pour guérir. Très au-delà de l'empathie, ils font dans la collusion revendiquée (humanitaire ainsi n'est pas synonyme d'humanisme).

Ils affirment que l'interdiction des drogues empêche la prévention et l'information ; ignorant ce faisant que chaque année, en France, 115 000 décès sont imputables au tabac et à l'alcool, qui sont des drogues licites. Répétant depuis 40 ans les mêmes sottises, ils se sont fermés aux évidences et entretiennent leur déviance par un psittacisme affligeant. Ils ignorent résolument que divers aspects de la « réduction des risques » en font naître de bien plus importants.

Les moyens consacrés aux addictions et le nombre de leurs victimes n'ont jamais été aussi élevés, tandis que leur taux de guérison est pitoyable. Cela impose de repenser l'information, la prévention, la prise en charge des victimes, la répartition des moyens, le fonctionnement des structures… ; conclusions aux antipodes de celles du « gang des cinq ». Aussi faut-il enfin le dénoncer et le neutraliser, car, les citant, « l'audace qui les tient depuis plus de 30 ans n'est toujours pas apaisée » ; ils « n'ont pas désarmé et leur combat continue ».

– 57 –

Les pétitionnaires du cannabis – le retour

Le syndicat, la secte, la cellule, la loge, le gang (je ne sais quel terme choisir) des cannabinophiles impénitents vient de frapper à nouveau ; c'est cette fois à la porte du gouvernement !

Faisant feu de toute herbe, c'est sur la coronarovirose et le drame qui frappe nos EHPADs qu'ils viennent maintenant réchauffer leur vieille gamelle.

Ils s'adressent au Premier ministre ainsi qu'au ministre de la Santé qui était, il y a peu, un fervent défenseur du cannabis dit « thérapeutique » ; on peut même se demander s'il ne leur a pas suggéré l'idée de l'interpeller. Cela prend la forme d'une pétition dans l'*Obs* (20 avril 2020).

Avec des trémolos, comme O. Véran s'en est fait le spécialiste, ils requièrent de toute urgence la mise à disposition du « cannabis médical » pour nos séniors confinés dans les EPAHDs. « *Nous le devons bien à celles et ceux qui ont déjà payé un si lourd tribut à la pandémie et qui vivent dans l'angoisse et le désespoir* ». Pour éviter d'être grossier, je ne qualifierai pas leur rouerie, disant seulement qu'elle me donne la nausée.

Ne pas citer les noms de ces *miles-militis* du *chichon* les priverait d'une des rares occasions qu'ils ont encore de faire parler d'eux ; donnons-leur cette satisfaction, mais ce sera vraiment la seule.

Parmi la quinzaine de signataires, certains excipent de leur titre de médecin. Espérons qu'ils se souviennent mieux de leur formation médicale que du serment d'Hippocrate qu'ils ont manifestement oublié : un professeur d'addictologie fraîchement nommé, *Amine Benyamina*, un ancien président de la Mission interministérielle de lutte contre les drogues et toxicomanies, *Didier Jayle* (qui n'a toujours pas réalisé que dans l'intitulé de la mission sur les drogues qui lui était impartie, la MILDT, il y avait le L du mot lutte) ; *Bernard Kouchner*, ancien ministre, ancien de beaucoup d'autres fonctions dans lesquelles il a laissé des souvenirs variés/disparates ; William Lowenstein, addictologue radiophonique, Bertrand Leibovici et comparses.

Pour apaiser le chaland, ces pétitionnaires indiquent qu'il s'agirait d'une A.T.U. (autorisation temporaire d'utilisation).

Pour justifier leur demande, ils prétendent que le cannabidiol/CBD pourrait avoir un intérêt dans la forme terminale du COVID. La preuve, disent-ils, c'est qu'un centre médical israélien vient de lancer une étude ! Cela rappelle l'histoire de celui qui parlait avec autorité des USA, car bien qu'il n'y soit jamais allé, il avait vu un paquebot qui y allait.

Ils n'éludent pas que le CBD n'ayant pas les effets addictifs du THC, le compte n'y serait pas pour ceux qui voudraient être *shootés*. Aussi, nos pétitionnaires ont-ils prévu que la mise à disposition comporterait aussi des associations de CBD et de THC.

Quant à cet effet putatif du CBD dans la coronarovirose, c'est nouveau, ça vient de sortir, on n'en sait rien, mais « nos » pétitionnaires y croient.

Ce qui est avéré par contre, c'est que le THC, qui est dépresseur de l'immunité, diminue les défenses que l'organisme peut opposer au virus. Dans cette logique, le ministère a recommandé de s'abstenir des anti-inflammatoires non stéroïdiens, ainsi que des corticoïdes, dans l'infection de la Covid-19. Il eut fallu tordre le bras du ministre pour qu'il ajoute à ces contre-indications le cannabis et son THC. C'eut été trop lui demander quand, 3 mois avant d'être ministre, à l'Assemblée nationale, il était la figure de proue du «cannabis médical». C'eut été aussi trop demander à nos pétitionnaires d'intégrer cette contre-indication dans leur raisonnement.

– 58 –

Qu'est-ce que les drogues ont à voir avec le produit intérieur brut (PIB) ?

Le PIB vise à mesurer l'activité économique d'un État, pendant une année donnée. Il correspond à la «production de richesses» des agents économiques résidant à l'intérieur de cet État. Il est aussi un reflet du niveau de vie de ses citoyens et, à certains égards, de leur pouvoir d'achat (les impôts divers amputant ce dernier à un plus ou moins haut degré, tout comme il est affecté par les prix de détail, avec les taxes qu'ils supportent).

Les écologistes n'éprouvent pas de fascination pour ce PIB, car il s'accroît avec le pillage de la planète et sa pollution. Par contre les politiques exerçant le pouvoir présentent son accroissement comme l'expression de leur gestion efficace (sans beaucoup s'appesantir sur les tendances mondiales) et ne manquent pas d'en faire un argument électoral. Ils s'appliquent donc à ce qu'il s'accroisse. Si des éléments objectifs peuvent y contribuer, il faut se défier de quelques subterfuges très «politiciens» développés pour l'accroître.

C'est à la demande de l'Institut européen des statistiques (I.E.S.) («c'est pas nous», l'INSEE, c'est l'I.E.S. qui le veut !) que l'INSEE va intégrer, à partir de mai 2018, dans le produit intérieur brut français, les revenus du trafic des drogues.

L'Europe, dont les réussites économiques suscitent des doutes chez les «eurosceptiques», trouvera par cette «manip» quelques points de croissance bien utiles pour s'en prévaloir lors des élections européennes qui approchent. Les États membres ne s'en plaindront pas (en particulier la France), qui avaient hésité à franchir le pas, tant pour l'intégration des chiffres de la prostitution que pour ceux liés au trafic de drogues. Étant ainsi « contrainte », elle va s'y résoudre. Ceux qui savaient qu'économie et morale n'avaient pas forcément parties liées trouveront dans cette circonstance une illustration de leur jugement. Vespasien renaît. L'argent n'a pas d'odeur, ni celle du shit (au sens anglais du terme), ni celle de l'opium ; quant aux vespasiennes qui ont été privatisées, elles se sont raréfiées et leur usage atteint des prix prohibitifs.

On s'interroge candidement sur les outils qui permettront de mesurer ces points supplémentaires de PIB. En matière de prostitution, un *copulomètre* (parmi les objets connectés) ou un poste de péage automatique à l'entrée des chambres de passe restent à inventer, mais *quid* alors des activités forestières ?

S'agissant des drogues, ce sera encore plus compliqué. Si le chiffre est élevé, c'est que l'État ne fait pas son travail de prévention, de dissuasion, de police. Pour s'affranchir de ces critiques, il sera tentant de les légaliser. L'évaluation pourrait se faire à partir du nombre des saisies et/ou des contrevenants pris en flagrant délit. Mais ce ne sont là que les parties émergées d'un iceberg dont la taille varie selon l'attention qu'on y porte…

Ceci étant, qui prétendra qu'un nombre croissant de junkies, de toxicomanes, de camés, de shootés, de paumés contribue à la richesse nationale ? La vraie richesse n'est-elle pas l'Homme (du moins selon Jean Bodin, pour qui « il n'est de richesse que d'Hommes ») ?

Si les profits des narcotrafiquants s'investissent dans des sociétés financières et industrielles légales qui blanchissent cet argent (que nous nous entêtons à qualifier de sale), ils contribuent certes à l'activité économique, mais on ne sait pas dans quels États aboutissent leurs bénéfices. Les somptueuses villas qu'ils achètent ou construisent grâce à l'argent des trafics transméditerranéens sont implantées surtout sur la côte Est de la péninsule ibérique. Quant aux producteurs de ces drogues, paysans colombiens, afghans, ou du Rif marocain… ils ne viennent pas dépenser leurs maigres revenus sur nos Champs-Élysées.

« Jupiter rend fous ceux qu'il veut perdre », en les étourdissant de mille aberrations, contre lesquelles ils ne savent plus ni s'émouvoir ni se mobiliser. Ce que nous vivons comme cauchemar sera devenu réalité irréversible à notre réveil.

– 59 –

À propos du plan gouvernemental anti-addiction de la MILDECA

(2018-2022)

« Sans la liberté de blâmer, il n'est pas d'éloges flatteurs. »

La mission interministérielle de lutte contre les drogues et conduites addictives (MILDECA), présidée par un nouveau directeur, le docteur N. Prisse, vient de publier son plan national de mobilisation contre les addictions (2018-2022).

Un vent nouveau y est perceptible, plus rassurant que ceux qu'avaient fait souffler ses prédécesseurs (à l'exception d'Étienne Apaire) : Nicole Maestracci, Didier Jayle, Danièle Jourdain-Ménninger, prolégalisateurs en diable du cannabis, adeptes des salles de shoots pour les toxicomanes par injection.

Ce plan laisse percevoir une rupture avec le laxisme, les démissions et même les incitations qui ont prévalu au cours de ces vingt dernières années et qui ont favorisé le développement du « Désastre des toxicomanies en France[17] ».

Détaillé sur 130 pages, ce plan pose davantage des principes que des modes opérationnels ; parmi beaucoup d'incantations, on trouve quelques précisions ; ainsi le prix des paquets de cigarettes qui sera porté à 10 € en 2020.

Les chiffres dont il fait état rompent avec l'euphémisme qui prévalait avec ses prédécesseurs et avec leurs explications oiseuses du type « il n'y a pas que chez nous », « c'est une tendance

---

[17] *Le désastre des toxicomanies en France*, Jean Costentin, Édition Docis, 2018.

générale ». Il révèle enfin que nous sommes les plus mauvais élèves de la classe européenne.

Il abandonne le fabliau éculé des taxes rémunératrices, révélant enfin que les coûts sociaux de l'alcool et du tabac sont de 120 milliards d'euros chacun.

Si sur la route, l'alcool est visé, hélas le cannabis l'est à peine.

Il aborde la situation des prisons qui devraient devenir lieux de sevrage des toxicomanies au lieu d'être des supermarchés de la drogue.

Ce plan se décline en 6 axes, 19 priorités et 200 mesures. Il se propose, courageusement, de ranimer la fonction des chargés de mission du réseau territorial, en envisageant de les sortir de la léthargie dans laquelle ils gisaient.

Plusieurs éléments de ce plan sont cependant à déplorer. Ainsi, il persiste, signe et aggrave l'erreur des « salles de shoots » (Paris-Lariboisière, Strasbourg) qui, d'expérimentales, se voient prématurément (avant l'analyse qui devait intervenir après 6 années) justifiées d'emblée par le vœu « d'ouverture d'autres structures ». Cela survient alors que les motivations qui avaient été avancées pour leur création tombent les unes après les autres (cf. *supra*).

Il fait l'impasse sur le scandaleux et coûteux détournement des produits de substitution de l'héroïne, avec le Subutex® que des patients s'injectent, alors qu'il a été conçu pour leur faire abandonner le comportement injecteur. Cette situation est créée et entretenue par des addictologues dévoyés, confondant empathie et collusion avec les héroïnomanes qui trichent. Une bonne part de ces « médicaments » aboutit chez de jeunes toxicophiles, leur ouvrant les portes des morphiniques et de l'héroïne.

Il faut mettre fin à certaines dispositions de la politique de réduction des risques quand elles en font naître de plus graves que ceux qu'elles prétendaient réduire.

Nous retenons aussi, pour le déplorer, beaucoup d'habiletés sémantiques, peu de coercitions et de remises en question des pratiques d'un certain nombre d'addictologues.

Ce texte a été écrit sous le regard inquisiteur de ceux qui ont mené au désastre dénoncé[18]. Il fait preuve d'un certain courage qui est à saluer, comme doit être saluée l'amélioration relative de ce qu'on a connu antérieurement. Néanmoins, il faudra bien davantage pour éponger le passif. L'évaluation complète de cette copie devra attendre la mise en œuvre des mesures annoncées.

Marqué par une longue pratique docimologique, je lui accorderai, en l'état et à ce jour, la note de 13/20.

---

[18] *Le désastre des toxicomanies en France*, Jean Costentin, Édition Docis, 2018.

– 60 –

Le bonheur a peu et même n'a rien à voir avec le plaisir que suscitent les drogues

Au lycée, en composition de « philo », le sujet était : « Bonheur et plaisirs sont-ils liés ? » Tête baissée, j'avais estimé que ces concepts étaient indissociables ; pas de bonheur sans plaisirs ; le bonheur me semblait lié à la somme du plus grand nombre de plaisirs possible. Près de soixante années plus tard, ayant dans l'intervalle occupé mes pensées à bien d'autres réflexions (« le tourbillon de la vie » et mille autres sujets, comme la recherche en offre tant), à l'heure d'un retour à la philosophie, pour tenter peut-être de donner a posteriori une cohérence aux activités passées, pour trouver ce qu'a pu être le fil directeur de ce que l'on a vécu et observé, ce sujet de philo a ressurgi. Il s'inscrivait alors au sein de l'attention que je porte désormais aux drogues et toxicomanies. Par ce cheminement, je suis arrivé à une tout autre réponse que celle que j'avais exprimée un demi-siècle auparavant.

Le toxicomane m'apparaît comme un être en quête de plaisir, au sens restrictif de ce terme. Son appétit à le solliciter est d'autant plus aiguisé qu'il en attend l'apaisement d'un mal-être, d'une incomplétude, de cicatrices psychologiques d'une enfance malmenée, de troubles anxieux ou dépressifs... Venant à expérimenter un psychotrope aux effets addictifs (donc une drogue), il en éprouve alors un plaisir plus intense que celui qu'en ressentent les expérimentateurs sans problèmes existentiels, mobilisés dans l'action (« le travail est le meilleur moyen d'escamoter la vie », disait Flaubert, visant en fait les problèmes existentiels).

Certaines sensibilités individuelles font rejeter certaines drogues. Ce peut être, chez les uns, les vomissements induits par la première cigarette ou le premier « plumet » alcoolique ; chez d'autres, le « *bad trip* » (le mauvais voyage/la pénible expérience) du premier « joint » ou du premier « pétard » de cannabis (avec une dépersonnalisation, l'impression de devenir fou). Ces effets dissuasifs, s'ils l'emportent sur les effets appétitifs (dits encore « de récompense »), éloignent d'emblée l'expérimentateur de ces drogues et souvent même d'une façon définitive.

D'autres sensibilités individuelles font au contraire percevoir d'une façon magnifiée d'autres drogues, surtout si elles sont expérimentées dans un contexte d'initiation « favorable » : ludique, récréatif, amical, musical… Mises à part ces dernières modalités d'expérimentation, celui qui use d'une drogue en attend l'apaisement d'un trouble. Il la perçoit d'une façon quasi thérapeutique ; ce qui, très logiquement, l'incite à en user, puis à en abuser. Le plaisir qu'il éprouve est à la mesure de son soulagement. Mais l'effet qu'il recherche donne lieu à une tolérance ; elle lui impose d'en accroître les doses et/ou la fréquence des administrations, jusqu'au moment où l'effet en devient imperceptible. Au cours de cette évolution, la sensation de plaisir s'effiloche, au point même de disparaître. Le trouble qui préexistait réapparaît alors, mais plus intensément qu'avant l'entrée dans la toxicomanie. Ce trouble n'est apaisé que par une augmentation de la fréquence d'administration de la drogue et par l'augmentation de sa dose ; puis une ou plusieurs autres drogues vont y être ajoutées. Au plaisir qui était ressenti au début de l'usage d'une drogue va faire place le besoin ; un besoin tyrannique, mobilisant toute l'attention, toutes les pensées, tous les efforts, tous les moyens du sujet (on doit dire alors du patient). La drogue devient l'unique objet de ses sentiments ; il n'a d'autre pensée que d'y accéder pour être soulagé. Dit de façon imagée, il avait au départ un orifice dans la chambre à air de son humeur, qui la dégonflait ; ayant apposé la rustine d'une drogue pour l'obturer, loin de l'objectif visé, elle élargit l'orifice sur toute l'étendue de cette rustine et met complètement à plat la chambre à air.

Au début du processus, il y avait peut-être le plaisir, plus sûrement le soulagement, l'apaisement ; puis l'usage a viré à l'abus, installant la dépendance, l'addiction, l'assujettissement, l'esclavage, la soumission à la drogue et, avec eux, le malheur. Surviennent alors la déchéance psychique et même physique, la rupture sociale, le chômage, les ruptures familiales, amicales, intellectuelles ; les troubles psychiques et bientôt psychiatriques. C'est une descente aux enfers dont, pourtant, les premières marches étaient fleuries. Qui se souvient au fond du gouffre que la descente qui y a mené s'apparentait au plaisir ? Il n'a jamais été question de bonheur dans cette chute. Claude Olivenstein, addictologue de l'hôpital Marmottan, disait « n'avoir jamais rencontré de drogué heureux ».

Les drogues peuvent faire éprouver un « plaisir » qui n'a pas de familiarité avec le bonheur ; elles ont, par contre, à terme, de grandes connivences avec le malheur, en décuplant celui qui avait pu inciter à s'approcher de ces drogues et à en devenir captif.

– 61 –

À propos d'une émission sur France 2

Peut-être avez-vous regardé (jeudi 14 mars 2019, sur France 2, à 21 h) le téléfilm *Prêtes à tout*, remarquablement interprété par Anne Charrier et Alika Del Sol, jouant le rôle de deux mères de famille découvrant que leurs fils s'adonnent au cannabis puis à la cocaïne et sont devenus dealers pour financer leurs consommations. Ils entrent alors en compétition avec un caïd des cités qui, avec ses sbires sans foi ni loi, après avoir usé de contraintes et de menaces, leur font violence. Ces deux mamans désemparées s'appliquent à protéger leurs fils. Puis vient l'épilogue où ces mamans, visées avec un revolver par le caïd, le renversent avec leur voiture et le tuent. Ce film, traité avec beaucoup de subtilité, restitue bien le cheminement des deux ados, la psychologie des mamans, l'atmosphère glauque de la cité et le milieu du deal…

Le débat qui suivit fut, je ne dirais pas modéré, mais orienté par Julian Bugier (que je découvrais en la circonstance). Il avait constitué deux plateaux successifs qui rassemblaient près d'une dizaine d'invités, dont deux seulement pour exprimer leur opposition à la légalisation du cannabis.

L'un d'eux était une mère de famille, venue avec son grand fils, qu'elle avait arraché à l'enfer du cannabis. Elle se réjouissait – on la comprend – que son gentil jeune homme, après avoir perdu beaucoup de temps dans l'enseignement secondaire, ait enfin accédé à la sixième année des études médicales.

L'autre invité était le docteur Philippe Juvin, chef de service des urgences de l'Hôpital européen Georges-Pompidou, qui est aussi le maire de La Garenne-Colombes (92). Il donna à ce débat, mais trop brièvement, la hauteur qui lui faisait défaut ;

pendant que l'animateur, par ses petits coups de pattes, s'appliquait à relativiser la portée de ses déclarations. Fort de son expérience de maire, de sa culture et de sa pratique médicale, il justifia l'interdiction du cannabis à partir de considérations sanitaires qui étaient enfin évoquées dans cette émission ; il soulignait la dangerosité du cannabis et les multiples dégâts qui lui sont imputables.

Dans la séquence précédente, le président de la Fédération française d'addictologie (FFA), un « psychologue clinicien », Couteron, n'avait fait qu'effleurer cet aspect sanitaire et, en quittant le plateau, décochait, telle flèche du Parthe, ou coup de pied de l'âne, « qu'il fallait, bien sûr, légaliser cette drogue »…

Le docteur Juvin aurait pu attirer l'attention (ce que par tact il n'a pas fait) sur le comportement bizarre d'un invité qui présentait différentes manifestations caractéristiques de l'intoxication cannabique : yeux rouges (conjonctives injectées), chute des paupières (ptosis palpébral), regard dans le vague, gestuelle inappropriée, stéréotypies verbales…

Débattre d'un tel sujet est sûrement opportun, mais avec l'organisation honnête qu'on est en droit d'exiger d'une chaîne publique. Cette organisation aurait requis : un même nombre de défenseurs d'opinions contraires ; un équilibre de leurs temps de parole, à corriger sans doute en fonction de l'importance des éléments qu'ils avaient à exposer ; d'une application à ne pas noyer les idées majeures dans des broutilles ou des anecdotes ; de n'admettre qu'un nombre restreint d'intervenants ; un modérateur ne donnant pas l'impression d'appartenir à un camp et moins encore de s'ingénier à le faire gagner ; enfin, si ce n'est pas trop demander, un modérateur qui connaisse le sujet, au-delà des poncifs en vogue.

Tout cela manquait à ce débat qui, en l'occurrence, ne mérite pas ce nom.

Il s'intitulait : «Drogue – un échec français?» Titre en l'occurrence inapproprié. Il n'y a d'échec que si, ayant déployé de grands efforts, ceux-ci n'aboutissent pas. Or, quels efforts d'information sur les drogues et toxicomanies ont été effectués par les pouvoirs publics auprès des jeunes Français? L'Observatoire européen des drogues et des toxicomanies (OEDT) vient de tancer la France pour ses carences majeures en cette matière. Cet aspect majeur a aussi été complètement éludé.

– 62 –

Peut-être une bonne nouvelle sur le front des actions contre les toxicomanies

La ministre de l'Enseignement supérieur (madame F. Vidal) et la ministre de la Santé (madame A. Buzyn) ont annoncé, le 2 mars 2018, que les étudiants des filières de la santé (environ 47 000), dans le cadre du rétablissement d'un service militaire obligatoire, s'investiraient pendant trois mois, à mi-temps, dans des actions de prévention qui porteraient, entre autres, sur les addictions.

Dès la rentrée 2018 seront mobilisés les étudiants de médecine, de pharmacie, de maïeutique, d'odontologie, de kinésithérapie et en soins infirmiers. Le dispositif sera élargi à la rentrée 2019 par 3 000 autres étudiants : diététiciens, orthophonistes, ergothérapeutes, psychomotriciens, audioprothésistes, manipulateurs radio.

L'obtention de leurs diplômes sera conditionnée au fait que l'étudiant aura satisfait à cette obligation (exit les objecteurs de conscience d'autrefois).

Ces dispositions sont inspirées du rapport élaboré par le professeur Loïc Vaillant (professeur de dermatologie, ancien président de l'université de Tours et actuel président du Cancéropôle Grand Ouest).

Après avoir reçu une formation spécifique, ces étudiants, pris à des stades différents de leur cursus (selon celui-ci), seront déployés dans les collèges, lycées, universités, pour des actions de prévention primaire ayant trait : à la vie affective et sexuelle ; aux comportements d'addiction ; à l'activité physique ; et à la nutrition.

Le dispositif pourrait bénéficier ultérieurement à d'autres structures collectives que celles de l'enseignement, avec des thèmes spécifiques pour les entreprises et divers établissements médico-sociaux.

Cette initiation de tous les professionnels de santé à la prévention primaire sera utile pour former ces futurs praticiens à la communication et à la diffusion de messages sanitaires ; elle devrait surtout être très profitable à ceux auprès desquels ils interviendront.

Cette initiative originale est nécessaire dans notre pays, particulièrement en matière de toxicomanies, car nous sommes en Europe les plus affectés. En ce printemps 2020, très perturbé par l'épidémie de coronavirus, un bilan d'étape va être très difficile à effectuer. Espérons que ne faibliront pas ces bonnes intentions.

L'ibogaïne : une piste revisitée pour l'abstinence de la cocaïne et des morphiniques

L'ibogaïne est un alcaloïde extrait des racines d'un arbuste d'Afrique équatoriale (du Gabon en particulier), Tabernanthe iboga, de la famille des Apocynacées.

Il y a une cinquantaine d'années, l'ibogaïne était utilisée comme antiasthénique, comme antidépresseur (commercialisée en France sous le nom de Lambarene®), puis elle a été déconsidérée en raison de son détournement comme agent de dopage.

Sa formule chimique fait apparaître une similitude avec la sérotonine ; un neuromédiateur cérébral impliqué dans de nombreuses fonctions, en particulier dans la régulation de l'humeur. L'ibogaïne a aussi des parentés chimiques avec des molécules hallucinogènes (la psilocyne, la psilocybine) présentes dans un champignon mexicain, qui agissent en stimulant les récepteurs du type $5HT_2$ de la sérotonine.

Au Gabon, au Zaïre, au Cameroun, elle est consommée à des doses élevées par trois millions d'adeptes de la religion bwiti, au cours de cérémonies rituelles, dites « de renaissance », pratiquées au début de l'adolescence.

Jean Costentin

L'ibogaïne a la réputation d'aider au sevrage des individus devenus dépendants aux opioïdes ou à la cocaïne. Une seule administration suffirait pour inhiber l'appétence irrépressible (« *craving* ») à ces drogues et diminuer les troubles de l'abstinence. Quelques expérimentations animales apportent du crédit à ces constats. Cependant, ces données sont issues d'études partielles dont la rigueur méthodologique est souvent insuffisante.

Une publication récente vient améliorer cette situation : *Ibogaïne Detoxification Transitions Opioid and Cocaine Abusers Between Dependence and Abstinence: Clinical Observations and Treatment Outcome : L. Duque, B. Page, K. Allen-Ferdinand, Front. In Pharmacol. (Neuropharmacol. Section) June 2018.* Il s'agit d'une étude portant sur 191 sujets qui ont été suivis pendant un mois. Elle montre qu'une dose unique d'ibogaïne, dénuée d'effets secondaires, diminue pendant un mois les symptômes de l'abstinence à des opioïdes ainsi qu'à la cocaïne, et qu'elle réduit le *craving* (le besoin irrépressible de consommer). Une telle durée d'action après une administration unique pourrait s'expliquer par l'instauration rapide d'un effet antidépresseur.

Sans permettre de tirer des conclusions, cette piste vaut d'être explorée dans l'espoir de traiter des addictions face auxquelles on est très démunis ; puisque les substituts à l'héroïne (buprénorphine à haut dosage et méthadone), loin de faire rompre avec l'addiction aux morphiniques, dans leur utilisation habituelle, la pérennisent au contraire.

– 64 –

« La crise des opioïdes » aux USA est la conséquence d'un usage galvaudé des antalgiques

« D'abord ne pas nuire, soulager ensuite et guérir si possible »

La médecine et la chirurgie sont confrontées à la douleur des patients, préalablement et/ou consécutivement aux soins prodigués.

Pour la soulager complètement, rapidement, durablement, les praticiens sont tentés de recourir aux analgésiques les plus puissants, prescrits d'emblée à fortes doses. Cette recherche de l'optimum comporte le risque d'induire une tolérance (diminution de l'effet). Cette tolérance incite à accroître les doses, au point d'atteindre des niveaux dangereux (toxicité par surdose) ; elle comporte aussi un risque de pharmacodépendance/addiction, faisant du patient un toxicomane et affectant très négativement son existence (« il n'y a pas de drogués heureux », C. Olievenstein).

L'actualité de ce sujet est illustrée par la survenue en Amérique du Nord de « *la crise des opioïdes* ». Elle est la conséquence, au cours des deux dernières décennies, de prescriptions « *larga manu* » d'analgésiques opioïdes puissants ; cédant aux pressions de la patientèle et attisée par une concurrence entre praticiens.

Parmi les éléments qui contribuent à cette situation, on relèvera une diminution assez générale de la résistance à la douleur, ainsi qu'une passivité, voire une complaisance de la société face à l'invasion toxicomaniaque ; le nombre d'États des USA qui légalisent le cannabis dit « récréatif » va croissant et le Canada leur emboîte le pas. C'est l'expression par ces États d'une vision libérale des drogues, où les individus assument les conséquences de leurs « choix de vie », sans obérer le budget de leur Nation. Malgré la propension française à « copier » le « modèle américain », cette dérive ne devrait pas être transposée dans notre Nation, qui privilégie l'assistance et la solidarité ; puisqu'elle n'abandonne pas ceux des siens qui ont succombé. De ce fait, elle est obligée de prévenir la chute de ses citoyens dans l'abîme des toxicomanies, pour s'épargner d'énormes dépenses dont elle n'a plus les moyens, puisque, déjà très endettée par sa politique d'assistance, elle est incapable de prendre en charge nombre d'accidents de la vie, inévitables et authentiques.

Il y a une vingtaine d'années, des journalistes influencés par les « nouvelles d'Amérique » admonestaient les médecins français de leur « pusillanimité » à prescrire des médicaments opioïdes ou opiacés ; ils allaient même jusqu'à les accuser d'être indifférents à la douleur de leurs patients. Ce faisant, ils feignaient d'ignorer la situation peu enviable de notre pays quant à la propension de ses citoyens à s'adonner aux drogues et toxicomanies (tabac, alcool et les différentes autres drogues « en vogue »). C'est pourtant ce constat implicite qui justifiait la prudence et la modération de nombre de praticiens à recourir aux opioïdes et opiacés. Leur attitude explique, pour une grande part, que la crise américaine des opioïdes ne nous ait pas (encore) atteints.

Les USA, avec moins de 5 % de la population mondiale, consommeraient 80 % des opioïdes et opiacés. Les opioïdes, largement prescrits à des fins thérapeutiques, recrutent un nombre important de patients qui, devenus dépendants, en font alors un usage toxicomaniaque, avec certains sujets dépendants qui atteignent les doses toxiques (overdoses). Ainsi, depuis 20 ans, 300 000 décès par « overdoses » d'opioïdes ont été dénombrés (dont 72 000 pour la seule année 2017). Ils résultent, pour près des 2/3, d'une prescription inconsidérée d'opioïdes dans différents types de douleurs chroniques. Avant les années 1990, ces traitements étaient réservés aux douleurs cancéreuses. Puis l'oxycodone fut prescrite à de nombreux patients qui, devenus incapables de s'en passer alors que leur douleur avait disparu, par le jeu d'une tolérance et d'une dépendance, ont augmenté les doses puis se sont tournés vers les opioïdes illégaux. Ils ont alors eu recours à l'héroïne ou au fentanyl (100 fois plus actif que la morphine), ainsi qu'à plusieurs de ses dérivés, encore plus puissants (lofentanyl, carfentanyl, sufentanyl, alfentanyl, remifentanyl…). Ces dérivés de l'anilinopipéridine, fabriqués par des laboratoires chinois, sont vendus sur Internet. Plusieurs laboratoires pharmaceutiques ont été condamnés, d'autres sont mis en jugement. Les médecins sont désormais sensibilisés aux conséquences de leurs prescriptions et sont incités à restreindre de façon drastique celles d'opioïdes ; néanmoins, cette crise est loin d'être enrayée.

Dix millions de Français, en 2015, se sont vus prescrire un analgésique opioïde. Ces prescriptions émanaient très majoritairement (90 %) de médecins généralistes. Il s'agit, par ordre de prescription décroissante, de tramadol > codéine > morphine > oxycodone > buprénorphine > méthadone. Tous ces antalgiques agissent en stimulant les récepteurs opioïdes du type mu.

Huit cents overdoses ont été dénombrées en une année en France ; deux cents à partir de médicaments prescrits et six cents à partir de produits obtenus d'une façon illicite.

Si notre Nation est actuellement préservée de la crise des opioïdes (relativement aux USA), cette situation est précaire. Elle justifie une attention soutenue, en raison : de la montée dans l'opinion d'une adhésion à la légalisation du cannabis fallacieusement qualifié de « thérapeutique » ; de l'accroissement du détournement de la prégabaline (Lyrica®) ; de la permissivité ambiante pour les drogues, épaulée par de puissants lobbies économiques ou idéologiques ; ces derniers recrutant même des addictologues. Ajoutons à cela la spécificité française des détournements massifs de la buprénorphine à haut dosage, le Subutex®.

La voie est parfois étroite entre l'objectif qui est de soulager la douleur et la crainte de rendre le patient dépendant. La prise de conscience de ce dilemme est un élément important dont doit s'inspirer l'optimisation des prescriptions d'antalgiques. Les risques considérés ici ne concernaient que les surdoses (« *overdoses* ») et le développement d'une addiction/pharmaco-dépendance. Cela ne doit pas occulter les manifestations toxiques propres à chaque molécule.

– 65 –

Soixante-dix pour cent des pharmaciens parisiens refusent de se comporter en dealers

Dans la Nation où commerce et usage des drogues sont interdits, on peut être surpris qu'une Association des Usagers de drogues (ASUD) ait pignon sur rue et puisse déplorer avec véhémence que plus de 70 % des pharmaciens parisiens refusent de délivrer des traitements de substitution à l'héroïne : la buprénorphine à haut dosage (le fameux « *Subu* » : Subutex®) et la méthadone. Trois officines auraient même apposé sur leur porte une affichette avertissant de leur refus.

Le président de l'Ordre régional des pharmaciens d'Île-de-France s'en est ému, déclarant : « C'est insupportable… On a envoyé une information à tous les pharmaciens, qui doivent savoir parfaitement quels sont leurs devoirs… On n'a pas à choisir ses patients… »

On n'en serait pas là si, de longue date (plus de dix ans), ce président, ses prédécesseurs et ses homologues avaient saisi les « pouvoirs publics » pour protester des dysfonctionnements graves portant sur la dispensation (le « deal ») des produits de substitution à l'héroïne. S'ils s'étaient émus du rôle insupportable que l'on fait jouer à leurs consœurs et confrères pharmaciens, de devoir respecter une législation dont les instances ordinales s'accommodent sans broncher.

Ces pharmaciens sont en première ligne pour constater, dans un silence ordinal assourdissant, les dysfonctionnements graves et fréquents concernant la dispensation de ces produits de substitution, à savoir :

– Qu'au moins un tiers des « bénéficiaires du *Subu* » se l'injectent, alors que la buprénorphine à haut dosage a été conçue pour faire rompre l'héroïnomane avec son comportement injecteur et ainsi pour réduire les risques de transmission du SIDA et des hépatites ;

– Que la prescription des génériques est boudée par beaucoup de prescripteurs, sur la demande de leurs patients, car l'importance du résidu insoluble de leur matrice galénique réduit le volume de la solution de buprénorphine qu'ils s'injectent ;

– Que la Suboxone® est encore plus boudée par les prescripteurs, alors qu'elle permet d'éviter l'injection (la naloxone permet de prévenir l'effet « *shoot* » de la buprénorphine et induit même un syndrome d'abstinence, qui enlève à jamais l'envie de réitérer cette injection) ;

– Que des « bénéficiaires » du « *Subu* » consultent plusieurs médecins, pour obtenir autant d'ordonnances en comportant, ils les présentent à autant de pharmaciens qui les leur délivrent, puis revendent leur butin à de jeunes toxicophiles, leur ouvrant, à bas prix, le couloir des morphiniques qui pourra les mener vers l'héroïne ;

– Que l'argent de cette revente de buprénorphine permet à ses revendeurs de revenir à « leur » héroïne ;

– Que ces prescriptions de buprénorphine sont souvent faites à la chaîne, aux plus fortes doses autorisées (de 16 mg/jour), sans que les patients héroïnomanes bénéficient d'un temps significatif d'examen et d'écoute dont ils ont pourtant davantage besoin que la moyenne des patients qui consultent ;

– Que ces prescriptions ne sont qu'exceptionnellement revues à la baisse, pour tendre vers l'abstinence et la guérison de cette dépendance.

Dans un tel contexte, rendons hommage à ces pharmaciens qui, conscients de ces turpitudes, ne veulent pas se comporter en *dealers*, se privent d'encaisser le montant de cette drogue, refusent de vendre leur éthique (certains diraient leur âme) qui, en l'occurrence, l'emporte sur la législation scélérate qu'on veut leur imposer.

Que leurs donneurs de leçons mobilisent leur véhémence pour demander de profondes modifications de cette législation ; en requérant la formation ainsi que le contrôle des prescripteurs qui confondent l'indispensable empathie due aux toxicomanes avec une coupable collusion.

– 66 –

Lettre adressée au nom du CNPERT
à madame B. Macron, Palais de l'Élysée

Madame Macron, Chère Madame,

C'est aux titres d'épouse du président de la République, d'enseignante, de mère et de grand-mère, que le CNPERT s'adresse à vous, à propos des drogues et des toxicomanies.

Tout d'abord, le Centre National de Prévention, d'Études et de Recherches sur les Toxicomanies (CNPERT) se présente à vous. Créé il y a près de 25 ans, il regroupe plus d'une centaine de membres des professions médicales (pour un certain nombre d'entre eux membres des académies de Médecine et de Pharmacie), de personnalités du monde de l'éducation (secondaire, universitaire), de juristes, de personnalités de la société civile et de citoyens voulant contribuer à protéger nos jeunes des toxicomanies. Apolitique et aconfessionnelle, son essence est résumée dans la formule : « *S'il est important de se préoccuper de l'état de la planète que nous léguerons à nos enfants, il l'est plus encore de nous préoccuper de l'état des enfants que nous lui léguerons.* » Protéger nos jeunes et par-delà notre société de l'agression croissante des drogues dont notre Nation est gravement victime résume notre engagement déterminé.

Les deux drogues licites que sont le tabac et l'alcool sont annuellement à l'origine de respectivement 75 000 et 41 000 morts, ainsi que de multiples estropiés. Aujourd'hui mourront en France 210 victimes du tabac, 125 victimes de l'alcool ; alors que la route ne fera que 10 morts. L'attention qui est justement portée à la sécurité routière devrait être décuplée, s'agissant du tabac et de l'alcool, à la mesure de leurs létalités relatives. Loin de cela, on voit baisser la garde vis-à-vis d'autres drogues visant à les rendre licites. Il s'agit en particulier du cannabis qui, sur un mode épidémique, investit notre jeunesse ; au point que sur les 28 États membres de l'UE, la France en est la plus grande consommatrice. Une de ses conséquences se lit dans le rang pitoyable des jeunes Français dans le classement PISA (27ᵉ rang) des performances éducatives, alors que notre pays consacre de très importants moyens à leur éducation.

Les méfaits physiques et plus encore psychiques du cannabis sont chaque jour mieux précisés. Leur gravité et leur fréquence sont occultées par nombre de médias qui se sont mis au service de sa dépénalisation, voire de sa légalisation et même de la légalisation de toutes les drogues. Notre société solidaire devra assumer le coût de l'assistance à ses victimes, alors qu'elle peine à prendre en charge ceux que le sort a, malgré eux, précipités dans le dénuement.

Tout ce qui affaiblit la prohibition du cannabis facilite sa transgression. Interrogeant ceux qui s'abstiennent d'en consommer sur les raisons de leur abstention, 60 % d'entre eux excipent de son caractère dangereux et les autres 40 % de son interdiction. Réduire à une simple contravention, sans mémoire, sans majoration du fait de la récidive, serait envoyer un triple message. À tous : « Patience, on se rapproche de sa légalisation » ; à ceux qui craignent pour leur santé : « Si l'État baisse la garde, c'est que ce n'est pas si dangereux que ça » ; et enfin, à ceux que l'interdiction retenait : « On a beaucoup moins de raisons maintenant de s'en priver ». Quant à imaginer que, *de facto,* les 230 000 dealers se reconvertiront dans des activités honnêtes et utiles, nul n'ose plus user de ce piètre argument.

Permettez-moi, Madame, de vous soumettre en pièce jointe le résumé d'une conférence que j'ai effectuée il y a un mois environ au CHU de Grenoble, qui est un synopsis des méfaits du cannabis.

Par cette lettre, notre CNPERT vous prie de bien vouloir mettre en garde les nombreuses personnalités que vous rencontrez sur les dangers du cannabis et sur ceux que comporteraient des mesures qui atténueraient la dissuasion de son usage.

Espérant pouvoir retenir votre attention sur le grave problème sanitaire, social et sociétal que représente le cannabis, je vous prie d'agréer, Madame, l'expression de mes meilleures et plus respectueuses salutations.

Professeur Jean Costentin

Drogues : les légaliser ou continuer de les interdire ?

Dire « continuer d'interdire les drogues » est incongru, le laxisme qui prévaut ne donne pas à croire qu'elles sont effectivement interdites.

L'habileté politicienne a mobilisé en cette matière la quintessence de ses florilèges. Quelques déclarations guerrières visant à apaiser le chaland suscitent aussitôt des réprobations qui justifient l'impossibilité de mettre en œuvre les mesures annoncées pour arrêter l'expansion des drogues. L'impuissance publique consiste à laisser dire et à continuer de laisser faire.

Le budget de la nation subventionne à un niveau intolérable des associations qui font l'apologie des drogues (Act'up) ou qui, à tout le moins, militent pour leur légalisation (Association Nationale de Prévention de l'Alcoolisme et autres Addictions). Il a financé à un haut niveau la Mission interministérielle de Lutte contre les drogues et les toxicomanies, à la tête de laquelle ont sévi des missionnaires démissionnaires (Mmes Maestracci et Jourdain-Menninger, ainsi que M. Jayle). Cette MILDT est devenue (quel progrès) la MILDECA, Mission interministérielle de Lutte contre les drogues et conduites addictives ; suffirait-il de cet élargissement du bocal pour noyer le poisson ? Ces trois présidences (dont s'est démarquée celle de M. Apaire) furent manifestement au service de la légalisation des drogues, à commencer par le cannabis. Leurs responsabilités dans ce « désastre des toxicomanies » doivent être partagées avec ceux qui, les ayant nommés, ne les ont pas débarqués quand leur laxisme et leurs dérapages devenaient manifestes (alors qu'ils étaient dans

Jean Costentin

cette mission, des boucs démissionnaires, ils n'eussent été des boucs émissaires...).

En France, la guerre contre les drogues n'a pas été perdue, puisqu'elle n'a pas été déclarée. Ce qui aurait dû être un combat a été confié à une troisième colonne, à des infiltrés, des idéologues libertaires et autres desperados sociétaux.

L'OEDT (Observatoire européen des drogues et toxicomanie) vient de « décerner un carton rouge » à la France, fustigeant l'absence d'information de sa jeunesse sur les drogues et toxicomanies. Aussi ne doit-on pas s'étonner que, parmi les 28 États de l'Union européenne, nous soyons les plus intoxiqués, ni être surpris de ne figurer qu'au 27e rang des performances éducatives internationales du classement PISA. Depuis bientôt 20 ans que nous réclamons cette pédagogie préventive à des interlocuteurs aux faciès impavides, voire narquois, rien n'est fait. Sur l'ensemble du cursus de l'enseignement secondaire, les jeunes Français ne bénéficient, dans le meilleur des cas, que d'un enseignement de deux heures sur les drogues et toxicomanies, dispensé par des intervenants spécialisés de la gendarmerie. Les enseignants, infirmières, médecins scolaires, chefs d'établissements, responsables des clubs sportifs... ne sont pas formés à ces sujets.

La surdité, la cécité du monde politique à ce problème majeur pour notre nation n'est peut-être pas étrangère au « dégagisme » opéré lors des dernières élections. Le peuple découvre que sur des sujets majeurs, dont celui-là, ceux à qui il avait confié la barre l'ont superbement ignoré. La suite n'est pas plus brillante ; loin des salutaires changements attendus, on doit déplorer une banalisation supplémentaire du cannabis, par l'instauration d'une simple contravention de 200 €, infligée en solde de tout compte à ceux qui contreviennent à son interdiction.

La loi de prohibition du cannabis de 1970 n'a pas été appliquée par l'administration judiciaire. Elle l'a abordée sur le mode du tout ou rien, oubliant opportunément le tout (i.e. une amende pouvant atteindre 3 750 euros, ou l'infliction d'un an de prison, au maximum), mais en choisissant quasi systématiquement le rien, i.e. le classement sans suite. Pourtant, les peines maximales prévues (effectivement énormes) pouvaient être ramenées au niveau d'une amende substantielle, voire d'une brève peine de prison avec sursis, dissuadant des récidives.

De nombreux médias, et pas des moindres (l'*Obs*, *Le Monde*…), ont contribué à la banalisation des drogues, en prenant soin d'occulter leurs méfaits sanitaires majeurs.

L'Observatoire français des drogues et toxicomanies (OFDT), à l'époque de J.-M. Costes, interprétait les chiffres très inquiétants qui ressortaient de ses études, en faisant dans l'euphémisme. C'était stable (alors que ça augmentait) ; le phénomène était général, en se gardant de souligner que le pire était chez nous et que nous caracolions en tête du peloton des Européens intoxiqués.

Comble d'impudence, ceux qui ont conduit ou accompagné ce désastre estiment désormais qu'au point où nous en sommes, nous n'avons plus qu'à nous rendre ; à accepter la défaite, d'abord pour le cannabis et bientôt pour les autres drogues. Parmi eux pérorent des « addictologues » qui, impuissants à guérir, prônent la drogue pour tout et la drogue pour tous. En dehors de leur domaine d'expertise, ils se font les chantres du « cannabis médicament ». Enfin, comme pour rassurer sur l'aboutissement de leurs errements, ils promeuvent les salles de shoots qui accueilleront au bout de leur pitoyable trajectoire ceux qu'ils auront laissé entrer dans la spirale infernale de la drogue.

Alors : Stop ou encore ? On donne un coup d'arrêt ou on poursuit la dégringolade ?

– 68 –

Focus sur le protoxyde d'azote

Connu depuis 250 ans, le voilà détourné à des fins toxicomaniaques.

Le protoxyde d'azote (N_2O), ou oxyde nitreux, est la forme la moins oxygénée de l'azote (N_2) ; on peut l'obtenir en chauffant à 250 °C du nitrate d'ammonium. D'autres dérivés de l'azote ont un plus haut degré d'oxygénation : le monoxyde d'azote (NO), formé de façon endogène, aux effets vasodilatateurs ; l'anhydride nitrique (N_2O_5), dont l'association à l'eau donne de l'acide nitrique NO_3H ; l'oxyde nitrique (NO_2), un des agents polluants émis par des moteurs diesel.

Le protoxyde d'azote a été découvert en 1772 (J. Priestley) ; ses propriétés euphorisantes ont été décrites par H. Davy 25 ans plus tard (« gaz hilarant de Davy ») ; ses propriétés anesthésiantes ont été révélées par un dentiste (H. Well) en 1844 ; ses propriétés analgésiques et anxiolytiques ont été mises à profit en obstétrique, vers 1960.

Le MEOPA, acronyme indiquant qu'il s'agit d'un Mélange Équimoléculaire d'Oxygène et de Protoxyde d'Azote, est un gaz analgésique réservé aux professionnels, pour une analgésie brève et d'intensité moyenne.

Très peu soluble dans l'eau, le N_2O est très soluble dans les lipides. Il accède de ce fait très facilement au cerveau. À ce niveau, il affecte plusieurs cibles biologiques, qui sont à l'origine de ses effets euphorisants, analgésiques, anesthésiques généraux et toxicomanogènes. Il s'agit en particulier : de canaux ioniques, impliqués dans le passage de différents ions (sodium/Na^+, potassium/K^+, calcium/Ca^{++}, chlore/Cl^-) au travers des membranes neuronales ; de certains récepteurs du glutamate ; des récepteurs de la noradrénaline du type alpha 2 ; ce sont autant de cibles qui participent à son effet analgésique. De plus le N_2O induit une libération de peptides opioïdes (dont la morphine mime les effets). En activant la voie dopaminergique mésolimbique (élément majeur du système de récompense) il induit une libération de dopamine (le médiateur du plaisir) dans le noyau accumbens ; ce qui constitue la véritable signature neurobiologique de toute drogue, puisqu'elle est à l'origine de la dépendance psychique.

Lors d'un usage « récréatif » du N_2O, parmi la diversité des effets éprouvés à ses doses infra-anesthésiques, citons : une euphorie ou une dysphorie, des rires immotivés, une désinhibition, une anxiolyse, une sensation de flottement et d'ivresse, des distorsions visuelles et/ou auditives, parfois des hallucinations ; la voix devient grave ; il existe souvent une certaine amnésie du contexte. Des spasmes, des nausées et même des vomissements, ainsi que des vertiges peuvent survenir. L'inhalation du gaz au sortir immédiat d'un obus, par le froid qui résulte de la détente du gaz, peut produire des gelures. Son usage répété peut installer une pharmacodépendance.

L'euphorie, l'ivresse, sa facilité d'obtention, son prix modique, son administration facile, joints à l'absence de mise en garde et de prévention, ainsi que la méconnaissance des parents et des éducateurs quant à son risque addictif, expliquent l'usage croissant et le développement d'addictions à ce gaz.

Il faudrait apprendre aux jeunes adeptes de Greta Thunberg que le N_2O détruit la couche d'ozone d'une façon 300 fois plus puissante que le gaz carbonique (CO_2). Pour diminuer leur appétence pour cette drogue, on pourrait aussi leur indiquer qu'il est produit naturellement et en abondance par le fumier ou par le lisier.

Ces jeunes gens achètent des cartouches conçues pour les siphons qui permettent de produire de la crème chantilly ; à partir de ces cartouche ils gonflent des ballons de baudruche, à partir desquels ils l'inhalent à grandes bouffées.

Ils ne s'interdisent pas d'associer à ces inhalations la prise d'alcool, d'ecstasy ou d'alterner ces bouffées avec des inhalations de *crack* (ce qui peut être à l'origine de troubles du rythme cardiaque).

Les maires de quelques villes (Béziers récemment) ont pris des arrêtés interdisant la vente de cartouches de N_2O aux mineurs.

– 69 –

La naloxone,
traitement de l'overdose morphinique

Les analgésiques morphiniques : la morphine ; la codéine (qui agit en se transformant pour partie en cette première) ; l'oxycodone/Oxycontin® ; la buprénorphine/Subutex® ; la méthadone, le fentanyl... sont souvent détournés de leur indication thérapeutique à des fins toxicomaniaques, tandis que d'autres ne sont utilisés qu'à cette seule fin (héroïne).

Ces agents agissent au niveau du cerveau et de la moelle épinière, en stimulant un type de cible biologique, les récepteurs opioïdes de type mu : « opioïdes », car ces récepteurs sont ceux sur lesquels agit la morphine issue de l'opium (celui-ci issu du pavot) ; qui sont désignés mu/μ, comme morphine. Ces récepteurs sont en fait ceux sur lesquels agissent des neuropeptides (peptides = associations d'acides aminés, en nombre et dans un ordre défini) libérés par des neurones spécifiques. La morphine, qui est un xénobiotique (une substance étrangère à l'organisme), mime les effets de ces peptides opioïdes endogènes ou endorphines (morphines endogènes). Ces peptides sont au nombre de plus d'une demi-douzaine. Parmi lesquels on décrit les endomorphines 1 et 2 (qui sont des tétra peptides = 4 acides aminés), la méthionine enképhaline et la leucine enképhaline (deux penta peptides = 5 acides aminés)... jusqu'à un peptide de 31 acides aminés, la bêta endorphine.

On distingue 3 types de récepteurs à ces endorphines ; les mu (μ comme morphine) ; les delta (δ comme canal déférent, car ils sont nombreux sur cet organe de la souris mâle) ; les kappa (κ comme kétocyclazocine, du nom de la première substance de synthèse qui a permis de les stimuler spécifiquement).

Les récepteurs mu/μ qui nous intéressent ici sont présents dans plusieurs structures cérébrales impliquées dans les perceptions douloureuses, où leur stimulation a pour effet de les réduire. On les trouve également dans des structures impliquées dans la régulation de l'humeur/la thymie. Ils sont présents dans le mésencéphale (région postérieure du cerveau) où naissent des neurones qui se projettent en avant, sur le noyau accumbens, dans lequel ils libèrent de la dopamine, le « médiateur du plaisir ». La sensation de plaisir est suscitée ou redoublée par les morphiniques, au point d'être sollicitée bientôt de façon permanente, devenant un besoin tyrannique, une addiction, une pharmacodépendance. En effet, quand la sensation de plaisir diminue, parallèlement à la baisse de la libération de dopamine, survient un état de mal-être, qui incite irrépressiblement à réitérer l'administration du morphinique, de plus en plus fréquemment et à des doses de plus en plus élevées. Ces débordements peuvent conduire à une « *overdose* » (un surdosage). Le morphinique stimulant à l'excès les récepteurs mu/μ présents dans le bulbe rachidien inhibe l'automatisme respiratoire, qui est régulé physiologiquement par les niveaux sanguins d'oxygène (O_2) et de gaz carbonique (CO_2).

Cette inhibition conduit à une asphyxie (diminution de l'O_2, augmentation du CO_2). Le sujet est somnolent, cyanosé ; ses lèvres, les ailes de son nez, la région sous-unguéale prennent une teinte bleue violacée ; sa respiration est faible à nulle ; elle ne répond qu'à la commande volontaire ; il faut le pincer en lui intimant l'ordre d'inspirer ! De souffler ! Ses pupilles sont filiformes (myosis). Il faut appeler de toute urgence le 15. Le SAMU accourt, mais, même à 150 km/h, il arrive souvent trop tard.

Arrivons-en à la naloxone. C'est un antagoniste (un bloquant) des récepteurs opioïdes de type μ, là où les analgésiques précités sont des agonistes (stimulants) de ces récepteurs. Quand ces analgésiques stimulent trop intensément les récepteurs μ, on peut pallier les conséquences que l'on a vues, en opérant leur déplacement de ces récepteurs μ par un de leurs antagonistes, la naloxone. Selon la loi d'action de masse de Guldberg et Waage, plus prosaïquement exprimée « le principe du pousse-toi de là que je m'y mette », l'instauration d'une concentration élevée de naloxone dans la proximité des récepteurs μ déplacera les molécules de l'analgésique fixées sur ces récepteurs et fera cesser l'effet de leur stimulation excessive.

La naloxone n'est pas active par voie orale (mal résorbée par le tube digestif, elle est de plus détruite lors de la traversée du foie). Par contre, son instillation nasale la fait apparaître dans le sang, car elle évite alors la traversée hépatique ; elle peut alors accéder au cerveau.

La solution de naloxone (0,5 mg/0,1 ml), à pulvériser dans chaque narine, est commercialisée sous le nom de Nalscue®. Son autorisation de mise sur le marché date de juillet 2017. Le laboratoire Indivior, qui la commercialise, à défaut d'avoir trouvé un accord avec le ministère sur son prix, ne produira plus ce médicament ; elle a disparu du marché en 2020, avec l'épuisement du stock ayant alors atteint sa date de péremption.

Pour s'y substituer, on pourra recourir à une forme injectable de naloxone. Elle est présentée en seringues toutes prêtes à l'emploi pour pratiquer une injection intramusculaire, dans le bras ou dans la cuisse. Si l'urgence le requiert, elle pourrait être pratiquée au travers d'un vêtement. Ce médicament est disponible en pharmacie, sans ordonnance, c'est le Prenoxad®.

Une administration non justifiée de naloxone a peu d'effets délétères, en tous cas comparée à la situation dramatique qu'elle peut corriger. Les overdoses morphiniques sont la cause de 400 décès chaque année en France.

Le sujet qui a récupéré de son « overdose » après une instillation nasale (Nalscue®) ou une injection sous-cutanée (Narcan®) ou intramusculaire (Prenoxad®) doit rester sous une surveillance prolongée, car la durée d'action de la naloxone est brève relativement à celle du morphinique, de sorte que le trouble pourrait réapparaître quelques dizaines de minutes après la récupération assurée par l'antidote ; ce qui impose alors de réitérer son administration.

Il faudrait que cette naloxone soit facilement accessible aux personnes de l'entourage du morphinomane ; un peu comme le sont les défibrillateurs cardiaques. La naloxone doit être administrée à la victime d'une overdose encore plus rapidement que l'arrivée sur place du SAMU.

Cet antidote efficace, d'administration et d'action rapides, annule l'une des raisons invoquées pour l'instauration des « salles de shoots » ; d'autant que dans ces salles, l'héroïnomane s'autorise de plus en plus souvent l'administration de très fortes doses de sa drogue, se sentant rassuré par cette présence médicale, sorte de filet de sécurité installé sous la fenêtre par laquelle il saute dans le vide.

Quant à se faire tirer l'oreille pour rembourser la naloxone, en spray nasal ou en I.M., la dépense est infinitésimale comparée à celle que représenterait la diffusion des salles de shoots…

– 70 –

Coke et crack :
ne craquez pas pour la coke

La cocaïne, l'alcaloïde des feuilles du cocaïer, cultivé dans différentes régions de la Cordillère des Andes (Colombie > Pérou > Bolivie…), connaît une production croissante (>2 000 tonnes en 2018). Heureusement, près de la moitié n'atteitt pas ses consommateurs en raison des saisies opérées. Cela fait encore 10 milliards de doses annuellement consommées (100 mg/sniff), par 18 millions de cocaïnomanes à travers le monde. 1,5 % de Français l'ont expérimentée ou en sont devenus dépendants. Ce nombre croît vite en raison d'une plus grande disponibilité de la drogue en Europe, liée à une plus grande étanchéité de la frontière avec l'Amérique du Nord et au reflux, via les Caraïbes, l'Afrique Occidentale et le Maroc, vers l'Europe.

La cocaïne est proposée sous forme d'un sel, essentiellement le chlorhydrate (« *neige* »/« *coke* ») ; ou sous forme de base (« crack »). Alors que le coût élevé du chlorhydrate le réservait aux gens aisés du show-business, des médias, de la politique, son prix ayant chuté, il s'est popularisé ; le *crack*, encore moins cher, le met à la portée des ados et autres consommateurs ayant de faibles revenus.

Le chlorhydrate est très soluble dans l'eau ; ce qui permet son ingestion orale, son injection intraveineuse et, surtout, sa prise nasale/reniflement/« *sniff* ». Sa poudre très finement divisée est disposée en une traînée (un « rail ») sur une surface lisse (carte à jouer, miroir) ; au moyen d'une paille, introduite dans une narine, l'autre étant bouchée par appui de l'index, la poudre est aspirée. Elle se dépose sur la membrane, toujours

271

humide et très vascularisée, qui tapisse le fond des fosses nasales. Au contact de cette membrane de Schneider, la poudre se dissout ; elle passe dans le sang des capillaires et accède alors très vite au cerveau.

Le chlorhydrate de cocaïne ne peut être fumé car, à la température de 185 °C où il passe de l'état solide à l'état de vapeur (sublimation), il est largement détruit.

Le « *crack* » (cocaïne base) est très peu soluble dans l'eau. Il est fumé, car sa température de sublimation est basse (98 °C) ; il n'est donc pas détruit à cette température. La cocaïne passe des alvéoles pulmonaires dans le sang qui l'amène au cerveau. L'appellation *crack* vient des craquements qui sont entendus lors de son chauffage.

Au niveau cérébral, et plus précisément au niveau du striatum ventral/noyau accumbens, la cocaïne accroît la concentration de dopamine, l'amine, le neuromédiateur du plaisir, à proximité des récepteurs dopaminergiques du type D_2. Leur stimulation suscite une sensation de plaisir, intense et brève ; brève, car la cocaïne disparaît vite du cerveau, et la stimulation des récepteurs D_2 cesse alors. Au plaisir intense qui vient d'être ressenti fait suite un profond déplaisir (la « chute ») qui fait naître très vite l'envie irrépressible de réitérer la consommation de cocaïne (« le *craving* »).

La dépendance psychique à la cocaïne est intense ; la vitesse d'accrochage est très rapide ; les possibilités de décrochage sont illusoires ; la cocaïne n'induit pas ou très peu de dépendance physique ; une tolérance s'installe, amenant l'utilisateur à accroître, parfois énormément, les doses qu'il utilise pour accéder à l'effet escompté.

Par le jeu de coupages avec des produits variés (« adultération »), les produits en circulation sont très impurs. Parfois, la rencontre avec un produit pur peut être à l'origine d'une surdose, comportant une hypertension artérielle intense et des troubles cardiaques graves (au point d'être létaux), aggravés par la prise d'alcool (qui forme avec la cocaïne du cocaéthylène, encore plus toxique).

Depuis de nombreuses années, la recherche s'échine en vain à sortir les cocaïnomanes de leur addiction. La «vaccination», qui vise à leur faire fabriquer des anticorps s'associant à la cocaïne dès son arrivée dans le corps et empêcherait son accès au cerveau, n'a toujours pas abouti. Maintes substances ont été testées sans satisfaire les espoirs qu'on plaçait en elles.

La prévention par l'information, la guerre aux trafics, la traque des «gros bonnets», celle des dealers, ainsi que le nettoyage des quartiers qu'ils ont investis («colline du crack» à Paris, quartier de la Porte de la Chapelle et «stalincrack» de la rue de Stalingrad), sont des éléments de réponse. Il ne faut céder en aucune façon à la revendication d'ouverture de salles de consommation, qui viendraient s'ajouter aux salles de shoots que certains requièrent déjà.

Adresse à O. Veran, ministre de la Santé et qui a été promoteur à l'Assemblée nationale du « cannabis thérapeutique »…

Nos arguments s'adressent successivement : au député, au médecin, au neurologue.

I – Adresse au député de LaReM

Monsieur le Député,

Vous ne pouvez ignorer que votre action véhémente au service de la promotion du cannabis dit « thérapeutique » contribue à la confusion, entretenue à dessein, entre drogue et médicament.

Cette confusion vise, comme dans diverses autres Nations avant la nôtre, à la légalisation de cette drogue. On connaît cette chanson dont le premier couplet déclare : « Le cannabis, c'est bon pour tout », et qui se termine par : « Le cannabis, c'est bon pour tous ».

Notre crédulité s'est envolée au cours des trois dernières décennies, durant lesquelles nous avons dû, sans cesse, démonter les manipulations à destination de l'opinion publique, mises au service de la légalisation de cette drogue. Tous les États qui l'ont légalisée l'ont préalablement (telle une figure obligée) adoubée comme « médicament ». Le processus s'accélère, le ministère de la Santé est désormais dirigé par vous-même.

Pour travestir en médicament une substance, ou l'ensemble des substances présentes dans une plante, a-t-on dans le passé mis en œuvre une telle procédure exceptionnelle afin d'arracher son autorisation de mise sur le marché ?

C'est pourtant ce qui se passe avec la création d'un comité scientifique spécialisé temporaire (CSST) présidé par un psychiatre (converti à la pharmacologie) qui utilise comme un fait déjà acquis l'expression « cannabis thérapeutique », alors que ce devait être justement l'objet de ce comité de le déterminer. Le scrutin est dépouillé avant le vote.

A-t-on déjà mobilisé la représentation nationale dans une affaire aussi technique ?

A-t-on déjà déclenché un tel battage médiatique pour épauler l'expérimentation d'un nouveau médicament potentiel ?

A-t-on jamais fixé la durée d'une expérimentation, avant même qu'elle soit mise en œuvre, et même d'en connaître les premiers résultats ?

Pourquoi n'a-t-on convié aux auditions organisées par cette commission des experts connus pour exprimer des avis dissonants ? On aurait dû y voir figurer, désignés par l'Académie nationale de Médecine, un membre de sa commission « Addiction » ainsi qu'un autre de sa commission Pharmacologie et thérapeutique. Auraient dû y être également entendus, désignés par l'Académie nationale de Pharmacie, un membre de sa division Pharmacologie, ainsi qu'un autre de sa commission « Substances vénéneuses et dopants » !

Que n'a-t-on pas donné à l'expert toxicologue entendu (le professeur J.-C. Alvarez), qui s'inscrivait en faux contre cette vraie mauvaise idée, le temps de s'en expliquer ?

La réponse à toutes ces questions étant négative, cela « plombe » a priori les conclusions qui semblaient déjà faites depuis la mise en place de cette commission. Elle apparaît ainsi comme un simulacre de jugement public, qui est en rupture complète avec la discrétion et le sérieux qui seyaient autrefois aux travaux de l'Agence française de sécurité du médicament (ANSM). « Autrefois », c'était avant qu'une précédente ministre de la Santé, madame M. Touraine, ait changé la composition de la commission *ad hoc*; substituant à des experts «capés», d'autres membres ayant, pour beaucoup d'entre eux, une notoriété scientifique modeste et qui, de ce fait, sont plus faciles à influencer et plus prompts à proposer l'autorisation de mise sur le marché du Sativex® (association de THC au CBD).

Rappelons à monsieur le député Véran que ce Sativex®, qui a obtenu il y a cinq ans, dans l'urgence et les conditions précitées, l'autorisation de mise sur le marché (AMM), l'obtint au cœur d'une intense campagne médiatique déjà intense.

Ce médicament est commercialisé par le laboratoire espagnol Almirall. À la rubrique des coïncidences, le Premier ministre français était alors monsieur M. Valls, qui depuis lors s'est redécouvert espagnol et plus précisément catalan. Il a brigué sans succès, la mairie de Barcelone, épaulé dans cette campagne par l'héritière du laboratoire Almirall précité (madame Susana Gallardo), qu'il a depuis lors épousée.

Les médias présentaient ce Sativex® comme «irremplaçable», «incontournable», déplorant même que, «scandaleusement», les victimes de sclérose en plaques en aient été si longtemps privées. Eh bien aujourd'hui (2021), ce «médicament» n'est toujours pas dispensé dans les pharmacies françaises en raison : du prix demandé par le laboratoire espagnol Almirall (350 €) ; du faible niveau de remboursement retenu par la Sécurité sociale (15 %) ; d'un «service médical rendu» jugé «insignifiant» (niveau 5), par la commission de transparence de l'Agence française de sécurité du médicament (ANSM). Qui avait dit «incontournable»? «Irremplaçable»? «Urgent»? …

Indiquons aussi à monsieur le député que si le THC a un caractère indispensable, il est disponible dans les hôpitaux en France, avec le statut d'autorisation temporaire d'utilisation (ATU). Les prescriptions dûment argumentées par les médecins prescripteurs ne dépassent pas quelques centaines chaque année. Toute cette esbroufe pour ça ! Mais ne renonçant jamais, les tenants du « cannabis thérapeutique » continuent de gratter à la porte.

Prenant connaissance de la diversité et de l'importance des effets secondaires de ces cannabinoïdes, qui sont pour certains d'entre eux, en intensité et en fréquence, manifestement adverses, on frémit à l'idée qu'en connaissance de cause, on veuille obstinément en faire des médicaments. Ceci survient à une période où sont mis en accusation des médicaments qui lors de leur mise sur le marché semblaient irréprochables, mais dont l'utilisation par un grand nombre de patients a fait apparaître des effets franchement délétères.

Dans la contradiction qui vous a opposé sur ce sujet à un ancien président de l'Académie nationale de pharmacie (F. Chast), vous évoquez, je vous cite : « La thérapeutique ne vise évidemment pas à créer des addictions, il y aura bien évidemment des surveillances. » Que la thérapeutique ne vise pas à créer des addictions, c'est heureux, mais c'est pourtant en l'occurrence très vraisemblable. Quant aux surveillances annoncées, si elles sont du même niveau et de la même efficacité que celles qui, depuis près de 20 ans, concernent le Subutex® (produit de substitution à l'héroïne), objet d'un énorme scandale sanitaire qui ne semble pas émouvoir la représentation nationale, nous voilà très peu rassurés.

Lors de l'ouverture en Californie de dispensaires délivrant du cannabis à partir d'ordonnances médicales, il s'est trouvé de nombreux médecins pour le prescrire à la poly copieuse. Notre monde médical français n'est pas exempt d'idéologues ni de démagogues ; aussi n'est-on pas à l'abri de semblables dérapages, qui renvoient à ceux du Subutex®. N'oublions pas que les praticiens qui se sont saisis des « manettes » de l'addictologie prônent ouvertement la légalisation du cannabis ainsi que, d'ailleurs, celle de toutes les drogues.

Ce n'est pas impunément, Monsieur le Député, que l'on outrepasse, pour des raisons idéologiques et/ou démagogiques, les bonnes pratiques patiemment accumulées au service de la qualification de molécules en médicaments.

Si vous voulez laisser dans l'opinion publique et peut-être dans l'Histoire, pour souvenir de votre passage à l'Assemblée nationale et au ministère de la Santé, votre dévouement au service de l'intoxication de nos concitoyens, libre à vous. Il est dans les missions que s'assigne le Centre national de prévention, d'études et de recherches sur les toxicomanies (CNPERT) de faire en sorte que celles et ceux qui, en connaissance de cause, auront fait progresser cette intoxication ne puissent s'abriter derrière le statut de « responsable, mais pas coupable ». Vous disposez, comme nous, d'assez d'éléments pour savoir que le rapport des bénéfices escomptés pour le patient, relativement aux risques auxquels il serait exposé, penche essentiellement vers ces derniers.

Gouverner, c'est prévoir, et si le principe de précaution a une pertinence, c'est lorsqu'il souscrit à l'un des principes fondamentaux de la médecine : « *primum non nocere* » (d'abord ne pas nuire).

II – Adresse au médecin

Cher Confrère,

Ayant contesté précédemment votre initiative parlementaire d'habiller le cannabis en médicament, c'est maintenant au médecin que vous êtes aussi que s'adresse l'exposé des données pharmaco-thérapeutiques qui devraient inspirer vos réflexions ;

toutes ces données s'inscrivant contre l'usage comme médicament du cannabis ou de son tétrahydrocannabinol/THC.

Le décret paru au J.O. qui « autorisait l'usage du cannabis et de ses **dérivés** », fut rédigé par un administratif semblant ignorer qu'une plante, le cannabis/chanvre indien, n'a pas de dérivés. Il voulait vraisemblablement parler de ses **constituants**, tels le THC ou le cannabidiol/CBD. Mais à ne pas les nommer, il validait la centaine de cannabinoïdes présents dans la plante, dont le THC et le CBD sont les moins méconnus…

Exit, du moins pour l'instant, les cigarettes médicamenteuses et leurs méfaits pour l'appareil respiratoire ; la forme fumée du cannabis est exclue ; mais jusqu'à quand, puisque « ça se pratique ailleurs ».

La toxicité physique du THC s'exprime par : une tachycardie, une vasodilatation ; le déclenchement d'infarctus du myocarde (3ᵉ cause identifiée), une artérite affectant les membres inférieurs ; des accidents vasculaires cérébraux ; une diminution de l'immunité et de la résistance aux infections…

Le THC perturbe la croissance du fœtus et de l'adolescent ; il réduit la sécrétion testiculaire de l'hormone mâle (testostérone) ; il diminue la libido et la fertilité ; il induit des cancers du testicule (« germinome non séminome »).

Le cannabis perturbe la grossesse ; abrège sa durée, avec la naissance de bébés plus hypotrophes que le ferait la seule prématurité ; il accroît le risque de mort subite inexpliquée ; il retarde le développement psychomoteur ; il favorise l'hyperactivité avec déficit de l'attention.

Les individus en âge de procréer qui exposent leurs gamètes (spermatozoïdes, ovules) au THC transfèrent à leur progéniture, par un mécanisme épigénétique, une diminution des récepteurs dopaminergiques D_2 impliqués dans la perception du plaisir. Pour pallier ce déficit, l'adolescent recourra à des drogues (n'importe lesquelles), afin d'intensifier la libération de dopamine à proximité des récepteurs raréfiés (propension aux toxicomanies, analysée par l'équipe de Hurd et coll.).

Les méfaits cérébraux du THC sont nombreux et graves :

Addictif, il piège 20 % de ceux qui l'ont expérimenté (1 500 000 usagers réguliers ; 900 000 usagers quotidiens) ; la France est la championne européenne de sa consommation, en dépit du caractère illicite de cette drogue.

Le THC persiste dans le cerveau de nombreux jours (« drogue très lente »).

Il perturbe l'éveil, l'attention, la mémoire ; suscitant de graves perturbations cognitives.

Comme l'alcool, il produit une ivresse ; la rencontre alcool-cannabis multiplie par 14 le risque d'accidents mortels de la route (par 29 dans des études récentes).

Il induit des délires et des hallucinations, comme cela s'observe dans la schizophrénie ; il peut déclencher une psychose cannabique ; il peut décompenser une vulnérabilité à la schizophrénie ; cette affection grave dont on ne guérit pas.

Anxiolytique, il incite l'anxieux à en user puis à en abuser ; une tolérance se développant fait réapparaître une anxiété plus intense qu'elle était auparavant.

Perçu comme antidépresseur, le déprimé en use puis en abuse ; l'effet disparaissant fait réapparaître une dépression intense, avec son risque suicidaire.

Ses effets s'atténuant, le cannabinophile y ajoute d'autres drogues (polytoxicomanies).

Ses effets pharmacologiques potentiels sont multiples, en raison du caractère ubiquiste de ses récepteurs cérébraux, qui sont les plus abondants de tous les types connus des récepteurs cérébraux :

Ébriété, sédation, anxiolyse, analgésie, myorelaxation, amnésie, élévation du seuil épileptogène, augmentation de l'appétit ; diminution des vomissements, induction de troubles de l'équilibre et de la coordination motrice, analgésie…

La thérapeutique répugne désormais aux « soupes végétales » associant, en proportions non définies, des principes actifs variés dont les effets peuvent s'épauler (potentialisation) ou s'opposer (antagonisme).

Un médicament doit développer un effet principal ; on peut tolérer éventuellement un ou deux effets latéraux (qui peuvent parfois être utilisés), mais pas plus. Avec le THC, on redécouvre la thériaque d'Andromède (médecin de Néron). Sollicitant une analgésie, on déplorera les autres effets servis « en prime » : ivresse, appétit accru, sédation, troubles de la coordination motrice, délires, hallucinations… et, surtout, la dépendance qui condamne à son utilisation pour échapper aux troubles de sa privation.

Les effets thérapeutiques potentiels sont d'une intensité assez modeste, alors qu'on dispose, pour chacun des effets développés par le THC, d'authentiques médicaments, plus efficaces, avec une bonne spécificité d'action. Ainsi, pour contrer les vomissements des chimiothérapies, les sétrons sont des molécules beaucoup plus efficaces que le THC.

L'accès à la dignité de médicament s'acquiert à partir du rapport bénéfices/risques. Les bénéfices que le patient pourra en retirer doivent l'emporter de loin sur les risques qu'il encourrait à l'utiliser. Ce rapport est spécialement mauvais pour le THC.

Le devenir du THC dans l'organisme est une autre préoccupation. Son exceptionnelle lipophilie le laisse persister des semaines dans les tissus riches en lipides (cerveau en particulier), d'où une durée d'action longue et imprévisible. Il interagit avec différents médicaments, par un système impliqué dans leur excrétion, la glycoprotéine P (GpP).

On peut affirmer que le cannabis, comme son constituant psychotrope essentiel, le THC, ne satisfont pas aux critères requis pour être acceptés comme médicaments, dans les indications proposées ou anticipées.

Chercheur pharmacologue, je ne puis évidemment exclure que parmi les dizaines de cannabinoïdes que recèle le chanvre indien, l'un ou plusieurs d'entre eux soient dotés d'intéressantes propriétés pharmacologiques, sans effets adverses manifestes. Le CBD, rapidement réputé «non psychotrope», pourrait être un candidat à considérer, mais cette assertion est encore très prématurée.

Il n'est besoin ni de ce tapage, ni que s'en mêle la représentation nationale pour initier des études pharmaco-toxicologiques. Certains États se veulent «en pointe» sur ses utilisations cliniques, prenons le temps d'analyser leurs données. Il importe de ne pas s'emballer, de ne pas aborder sous un angle démagogique et/ou idéologique ce qui touche à la santé de nos concitoyens, de ne pas donner de faux espoirs en suscitant des pharmacodépendances.

Un médecin qui s'implique dans les aspects législatifs d'un médicament doit manifester une prudence redoublée. Il ne lui sera pas pardonné, encore moins qu'à quiconque, de s'être mépris sur ce sujet aux conséquences sanitaires majeures.

III – Adresse au neurologue

L'intérêt du cannabis dans la sclérose en plaques reste à démontrer, mais
il a déjà beaucoup de plomb dans l'aile

Cher Confrère, spécialiste en Neurologie,

Je focaliserais mon propos sur une pathologie familière de votre spécialité, la sclérose en plaques (SEP).

Un jugement aussi superficiel que rapide pourrait conduire à l'émerveillement : le principe actif majeur du cannabis, le tétrahydrocannabinol/THC, serait susceptible d'agir sur trois éléments de la SEP :

– par son effet immunodépresseur, il pourrait diminuer l'agressivité du processus auto-immun, par lequel l'organisme fabrique des anticorps dirigés contre la gaine de myéline des nerfs (équivalent de la gaine d'un fil électrique entourant le métal conducteur). Les anticorps anti-myéline la font disparaître, par plaques, troublant le passage rapide des potentiels électriques (électrons) qui parcourent les neurones, en sautant d'un rétrécissement de cette gaine de myéline (nœud de Ranvier) au rétrécissement suivant, selon un mécanisme décrit comme la « conduction saltatoire » ;

– par son effet myorelaxant, il réduit les spasmes et autres contractures que l'affection peut susciter ;

– par son effet analgésique, il diminue l'intensité des douleurs suscitées par les contractures précitées.

Ainsi présenté, on serait tenté de conclure à une heureuse conjonction d'effets, qui justifierait un recours au THC dans la SEP, d'autant plus que certains patients qui en ont « bénéficié » ne tarissent pas d'éloges à son égard.

Rappelons que le THC est une drogue, un agent toxicomanogène. Aussi, ceux qui en ont usé pendant un certain temps vont souvent en abuser, au point d'en devenir dépendants et de ne plus supporter d'en être privés. Cela suffirait à expliquer leur enthousiasme et l'apologie de ses bienfaits que, plus objectivement, la plupart des praticiens ne constatent pas.

Si les trois effets précités peuvent se vérifier à un certain degré, ils sont néanmoins d'une intensité modeste, inférieure, voire au mieux égale, à celle des médicaments de référence utilisés dans cette affection.

Les effets immunodépresseurs ou immunomodulateurs des sérums anti-lymphocytaires d'antan, de l'azathioprine/Imurel®, du méthotrexate, du glatiramère/Copaxone®, de la mitoxantrone/Elsep®, du chloraminophène/Chlorambucil®, des doses élevées de glucocorticoïdes, de l'interféron bêta, l'emportent, de loin, sur celui du THC.

L'effet myorelaxant, antispastique, du THC est faible comparé à celui du tétrazépam/Myolastan® (retiré du marché en raison d'accidents cutanés rares, mais parfois graves) ; ou comparé à celui du baclofène/Liorésal® ou du dantrolène/Dantrium®.

Quant à l'effet antalgique du THC, il se situe entre celui du paracétamol et celui de l'aspirine ; bien en deçà de la codéine ou du tramadol (ces deux derniers étant addictifs comme lui).

Ce qui caractérise un médicament, par rapport à un toxique (poison), c'est son rapport bénéfices/risques ; quels bénéfices peuvent être espérés pour le patient et quels risques seront encourus. Avec le THC, comme on vient de le dire, les bénéfices sont modestes, alors que les risques, comme nous allons le voir, sont nombreux et parfois graves.

Les méfaits du THC sont multiples, à la mesure du grand nombre et du caractère diffus/ubiquiste des deux cibles principales de son action, les récepteurs CB_1 (au niveau du cerveau) et CB_2 (au niveau du corps). Ces récepteurs, auxquels le THC se fixe réversiblement pour agir, sont portés par la membrane des cellules. Ils constituent des sortes de guichets, auxquels le THC vient s'adresser pour communiquer des ordres ou du moins des informations aux cellules qui les portent. Dans le cerveau, parmi tous les types connus de récepteurs (au nombre de plus de trois cents), qui sont à l'écoute d'une centaine de neuromédiateurs et/ou de neuromodulateurs impliqués dans les dialogues intercellulaires, les récepteurs CB_1 sont les plus nombreux. Ils sont présents dans presque toutes les structures cérébrales, quoique certaines (cervelet, striatum, hippocampe…) en comportent beaucoup plus que d'autres. C'est pour cette raison que le THC suscite simultanément un très grand nombre d'effets. Ce seul constat l'invalide en tant que médicament. C'en est fini, depuis longtemps, des thériaques, panacées et autres « sirops Typhon ». À un médicament doit correspondre un effet majeur ; on pourra tolérer, à la rigueur, quelques effets latéraux, mais point trop n'en faut.

Des multiples effets indésirables suscités par le THC, nous mettrons en exergue quelques-uns d'entre eux :

– Le THC induit une ivresse, une ébriété, incompatible avec la conduite des engins à moteur. Les victimes de SEP, quand ils peuvent les conduire, y sont très attachées, car ils sont un élément important de leur autonomie. L'ivresse est également incompatible avec l'exercice d'un certain nombre de professions, auxquelles ces patients essaient de se consacrer le plus longtemps possible.

– Il induit des troubles de l'équilibre et de la coordination motrice, qui s'apparentent au syndrome cérébelleux ; une expression fréquente de la SEP ; ces troubles sont particulièrement malencontreux chez ceux dont la pathologie expose déjà à ces troubles.

– Il affecte la mémoire à court terme/la mémoire de travail/la mémoire opérationnelle ; ce qui perturbe l'action, sa programmation, sa réalisation ; qui empêche également de forger une mémoire à long terme. Quand son corps le trahit, la victime d'une SEP est tentée de demander davantage à son esprit, à son intellect ; ce que le THC lui refuse.

– Le THC peut susciter des délires (état de rêve éveillé, pensée coupée du réel), ainsi que des hallucinations (perceptions erronées, fallacieuses).

– Le THC ouvre l'appétit (orexigène), or cet accroissement de la consommation de nutriments coïncide avec une diminution de la dépense énergétique (en raison des effets sédatifs du THC, mais aussi d'une réduction de l'exercice liée au handicap moteur). La conséquence en sera une prise de poids, parfois importante. Outre qu'elle pourra altérer l'esthétique du patient, elle rendra sa mobilisation plus difficile, tant pour lui que pour ceux qui l'assistent.

– Dans la SEP, alors que le patient a spécialement besoin d'un psychisme équilibré pour affronter le handicap qui lui est infligé, l'effet stupéfiant, onirogène, l'effet « planète » du cannabis, l'amène dans un état d'ivresse, d'apragmatisme, avec des rires bêtes, immotivés, des troubles de l'élocution, la recherche des mots, le passage du coq à l'âne ; une distorsion de la personnalité, une perte de l'estime de soi, un renoncement, une négligence, un retrait social…

– Le THC, en réduisant la sécrétion testiculaire de l'hormone mâle, la testostérone, diminue la libido, ce qui aggrave les troubles de la sexualité, fréquents dans cette affection (ce qui disjoint de nombreux couples).

– Des données récentes (concernant, il est vrai, le cannabis fumé et non le seul THC) montrent sa toxicité cardio-vasculaire, avec des artérites, le déclenchement d'infarctus du myocarde, la survenue d'accidents vasculaires cérébraux…

Mal à l'aise pour commercialiser le seul THC comme médicament, le laboratoire pharmaceutique Almirall l'a associé au cannabidiol/CBD. Il est prêté à cet autre composant du chanvre indien, dont le mécanisme d'action est peu connu, de potentialiser les effets recherchés du THC et de prévenir ses effets les plus délétères (vrai miracle de la phytothérapie). En l'état des données disponibles, ce Sativex®, qui s'administre en spray nasal, apparaît au pharmacologue rédacteur de ce texte comme un « bricolage », loin des démarches rigoureuses qui doivent présider au développement de vrais et nouveaux médicaments. La commission de transparence de l'Agence nationale de sécurité du médicament (ANSM) ne s'y est pas laissé prendre, en estimant que le prix demandé par le laboratoire était exorbitant (350 €), au regard du service médical rendu, jugé insignifiant (niveau 5) ; la Sécurité sociale ne proposait qu'un taux de remboursement de 15 %. Ces appréciations expliquent que 6 ans après avoir obtenu de la ministre M. Touraine l'autorisation de mise sur le marché, ce médicament n'est toujours pas dispensé dans les pharmacies françaises.

Ce cannabidiol (CBD) a été sorti des limbes, quand il est apparu pour le moins téméraire de commercialiser le THC. Comment recycler toutes les serres que certains avaient bâties dans l'attente de la légalisation du THC ? Il suffisait génialement de mettre en exergue un autre constituant du cannabis, le CBD ; de lui décrire des propriétés exceptionnelles et d'insister (pour le démarquer du THC) sur le fait qu'il était dénué d'effets psycho-tropes. Il a fallu néanmoins lui décrire des effets anxiolytiques, sédatifs, antiépileptiques dans des épilepsies graves du nourrisson (syndromes de Dravet, de Lennox-Gastaut), anti-inflammatoires, antidépresseurs, et même anticancéreux…

Le THC est une drogue, un agent toxicomanogène. Son utilisation répétitive aboutit non seulement à l'adopter, mais aussi à éprouver le besoin tyrannique de le consommer pour échapper aux troubles induits par sa privation. Son pouvoir d'accrochage est intense. Il suffit, pour s'en convaincre, de constater qu'en dépit de son caractère illicite, le cannabis recrute dans notre pays 1 500 000 usagers réguliers qui en usent régulièrement (i.e. en abusent) en raison de leur incapacité à s'en passer, avec parmi eux 900 000 (chiffre le plus récent de l'Observatoire français des drogues et toxicomanies – OFDT) d'usagers quotidiens et même multiquotidiens.

Après avoir développé dans les premières semaines de son usage des effets anxiolytiques et même de type antidépresseur, qui peuvent contribuer à l'appétence que suscite la drogue, ces effets s'amenuisent au cours du temps, au point que l'anxiété devient plus vive qu'elle n'était primitivement et que l'humeur peut devenir franchement dépressive, voire suicidaire ; dans le contexte de la SEP, ces troubles sont particulièrement malencontreux.

On voit ainsi que dans l'une des principales pathologies où le cannabis/THC a des prétentions thérapeutiques, les bénéfices escomptés sont d'une grande modestie, alors que les risques encourus, curieusement relativisés, voire occultés, peuvent être considérables.

Les lobbies qui prônent la légalisation du cannabis sont à la manœuvre dans de nombreux pays ; ils ont obtenu gain de cause dans plusieurs d'entre eux, soit par l'autorisation du recours au cannabis à des fins thérapeutiques, soit en obtenant la dépénalisation de l'usage ludique du cannabis, soit même la légalisation de cette drogue (Canada, certains États américains, Uruguay…). Ce sont trois stades d'une même démarche. En France, quelques addictologues avancent à visage découvert, en se faisant tonitruants dans chacune de ces strates en vue de sa légalisation (et même celle de toutes les drogues) ; on en identifie au sein de l'ANPAA, acronyme d'«Association nationale de **prévention** en alcoologie et addictologie», cherchez l'erreur !

La santé de nos concitoyens vaut beaucoup plus que ces manœuvres, pétries d'idéologies, que leurs défenseurs ne prennent même plus la peine de dissimuler.

Autoriser comme médicament une drogue dont on connaît, avant sa commercialisation, les multiples et parfois très graves méfaits est aberrant. Cette aberration intervient à une période où l'on élimine de la pharmacopée des médicaments qui y figuraient depuis des dizaines d'années, estimant, avec le recul du temps, que leurs rapports bénéfices/risques sont insuffisants…

Logique, cohérence, rigueur, science et épidémiologie déserteraient-elles la santé publique ? Tout porte en l'occurrence à le croire !

Post scriptum : Un article du 22 oct. 2019, publié dans *Front. Pharmacol.*, par Thorten Rudroff, du Département de Neurologie Clinique et Universitaire de Iowa City (USA) s'intitule : «**Cannabis for neuropathic pain in multiple sclerosis – High expectations, poor data**».

– 72 –

Comme d'autres drogues, les jeux d'argent aiguisent des appétits qu'il faut réfréner, tant chez ceux qui se ruinent que chez ceux qui les ruinent

La privatisation de la Française des jeux (FDJ) suscite un vif engouement chez ceux « qui jouent en bourse » ; ces petits porteurs sont souvent de petits joueurs. Ils ne bénéficient pas des « tuyaux » réservés aux gros investisseurs qui, eux, disposent non seulement de moyens pour agir sur la tendance, par le déplacement rapide de leurs capitaux, mais aussi du pouvoir de manipuler les informations servies aux petits boursicoteurs, par des médias à leur main.

Le frisson du risque est l'apanage du petit joueur. Il n'a de commun avec le gros investisseur que l'appât du gain.

Les sociétés cotées en bourse peuvent, c'est leur finalité, faire croître leurs bénéfices, surtout s'ils sont intelligemment répartis entre les employés de tous grades de l'entreprise, les investissements (gages des développements futurs) et les actionnaires ; chacun peut y trouver son compte. L'aspect jeu/loterie réside dans le choix de la société. Ses résultats, hormis quelques « coups fumants », s'apprécient sur le moyen et le long terme, sans comparaison avec l'immédiateté des résultats des jeux d'argent.

Les jeux d'argent ne produisent rien pour la société. Ils reposent sur le fait que chaque joueur espère remporter la mise aux dépens des autres joueurs. Avec ce facteur aggravant que leur mise n'est redistribuée qu'après amputation des prélèvements dont se gavent les organisateurs de ces jeux et le budget de l'État. L'organisation de ces jeux vise à drainer les plus grosses sommes possible ; elles constituaient jusqu'alors une forme d'impôt librement consenti par les joueurs ; l'État, se devait de maintenir l'apparence d'une certaine morale en protégeant à un certain degré les citoyens contre eux-mêmes ; il mettait quelques limites dans la nature et les modalités de fonctionnement de certains jeux. Le budget se gavait de la différence entre les mises et les gains. On se souvient des cris désespérés de Stéphane Bern devant la portion congrue du loto du Patrimoine versée pour sa restauration.

L'État, pour réduire le déficit abyssal de sa gestion, en privatisant la FDJ, vend un de ses bijoux de famille. Cette poule aux œufs d'or cessera de pondre dans son panier ; comme les allumettes qui ne servent qu'une fois, cette vente ne rapporte également qu'une fois. Quelques pourcentages de son prix seront injectés dans « l'intelligence artificielle » en claironnant à grand bruit que ce sont des « investissements d'avenir ». Quant aux joueurs incités à toutes les audaces, ils sombreront dans la faillite, le dénuement, la déchéance. La nouvelle société privée, n'ayant de cesse de pomper ces malheureux, leur fera miroiter des formules aussi alléchantes que ruineuses. Comme pour le tabac et pour l'alcool, dont les taxes encaissées ne couvrent qu'une fraction (50 %) des dépenses qu'ils induisent, le marasme des joueurs risque d'être d'un coût social élevé ; il incombera, comme toujours en France, à l'État, désormais privé de cette source de revenus. La gestion désastreuse des deux drogues licites (tabac et alcool) aide à imaginer l'impuissance vis-à-vis des jeux très addictifs. L'Agence de régulation des jeux en ligne (l'ARGEL) sera remplacée au 1er janvier par l'Autorité nationale des jeux (l'ANJ), dont les pouvoirs seront étendus à tous les jeux, excepté les casinos (qui resteront sous le contrôle du ministère de l'Intérieur).

L'État avait interdit le *Rapido* en raison de ses effets supra addictifs ; la future société privée pourrait être tentée, dans une logique toute financière, de multiplier le développement de tels pièges.

Bercy beaucoup Monsieur Le Maire
De nous tailler telles croupières (féminin de croupier)
Vous nous aurez très bien roulés (masculin de roulette)
Jusque dans la publicité
Ayant le front de déclarer
« Entreprise bonne pour les Français »...

– 73 –

Les nouvelles drogues – des motifs d'inquiétudes supplémentaires

Le drame des toxicomanies progresse en France[19], sans susciter de la part des « pouvoirs publics » de réactions à la mesure de son importance. Les « décideurs » ont surtout le courage que leur insufflent leurs électeurs ; mais comment ces derniers seraient-ils requérants quand les médias ne leur restituent que très épisodiquement et sur un mode euphémique quelques bribes de ce drame ? Ils leur font surtout avaliser l'idée qu'au point atteint, la marche arrière est impossible et qu'il faut se faire à l'idée d'une reddition.

Aux drames des deux drogues licites (tabac et alcool) s'ajoutent ceux des drogues illicites, même si leur prohibition diminue la fréquence de leurs dégâts. Le **cannabis**, beaucoup plus toxique que le tabac, a recruté 1 500 000 usagers réguliers, dont 900 000 consommateurs quotidiens. Les **morphiniques** (morphine, codéine, tramadol, héroïne et ses produits de substitution…) ont rendu dépendants plus de 300 000 de nos concitoyens, avec 400 décès par surdose ; ce chiffre est certes très loin de « la crise des opioïdes » qui sévit aux USA avec 60 000 décès annuels.

Évoquons d'autres drogues, qu'on qualifiera de « nouvelles », soit du fait de l'expansion récente de la consommation de molécules anciennes, soit de par l'originalité de leur conception.

---

[19] *Le désastre des toxicomanies en France*, J. Costentin, Éditions Docis, 2017.

Le protoxyde d'azote (le « proto » ; ou gaz hilarant de Davy ; N_2O pour les chimistes) dont on a déjà traité. Ce gaz est en vente libre, en obus métalliques, comme recharges pour les appareils domestiques permettant la fabrication de crème chantilly. Son inhalation déclenche des « rires bêtes » ; une désinhibition avec des comportements dangereux ; une anxiolyse ; une ivresse ; parfois des hallucinations ; un certain degré d'amnésie ; des spasmes ; des vomissements ; des troubles du rythme cardiaque. Il est responsable de lésions de la moelle épinière. Son association (non exceptionnelle) à l'alcool et aux stupéfiants peut conduire à des accidents graves, par inhibition respiratoire. Son usage répété peut installer une addiction. Ce protoxyde d'azote est utilisé de façon croissante à des fins toxicomaniaques.

Le Gamma OH (γ OH ; gamma hydroxybutyrate ; Oxybat®) est hypnotique, anesthésique général. C'est un des médicaments utilisés dans le syndrome de Gélineau/la narcolepsie (accès subits de sommeil, avec chute du tonus musculaire). Ce liquide incolore, inodore, insipide, versé dans un verre, lors d'une soirée « en boîte », met dans un état de soumission celui/celle qui le boit, état dont abusera l'auteur de ce forfait. L'usage au long cours du γOH le rendrait addictif.

Le « *buddha blue* » appartient à la famille des cannabinoïdes de synthèse. Il est beaucoup plus puissant que le cannabis ; il est consommé comme lui dans des « joints ». Apparu en France en 2013, il est vendu sur le Net, sous forme liquide ; il est consommé avec des vapoteurs, ou mélangé à un végétal sec pour être fumé. Il peut aussi être ingéré, mélangé à des aliments riches en graisses. Ses effets s'apparentent qualitativement à ceux de la résine de cannabis, mais sont beaucoup plus intenses : euphorie, rires accompagnés d'hallucinations.

Parmi ses effets indésirables, on relève une hyperthermie, des troubles neurologiques, psychiatriques, cardio-vasculaires, mais aussi pulmonaires, digestifs, ou encore rénaux. On note également des épisodes psychotiques parfois violents, ainsi que des crises convulsives. Dès juillet 2017, l'Observatoire européen des drogues et toxicomanies recensait une centaine de décès impliquant les cannabinoïdes de synthèse. Des intoxications ont été signalées récemment en Bretagne et en Normandie (17 intoxications au « *Buddha Blue* » ont été recensées dans l'Académie de Caen entre septembre et octobre 2019). À l'instar du *buddha*, de nouveaux cannabinoïdes de synthèse sont proposés presque chaque mois sur le Net.

L'ecstasy (N Méthyl Dioxy Méth Amphétamine/MDMA/TAZ) fit florès avec l'essor du mouvement techno, puis sa consommation a diminué. Elle réapparaît maintenant à des doses beaucoup plus élevées. Les comprimés primitivement dosés à 45 mg le sont désormais à 300 mg ; ses effets vont très au-delà des états empathogènes, entactogènes attendus ; elle est hallucinogène et peut être létale. Dix décès lui sont imputés depuis le début de l'année, seulement pour Paris.

Un dangereux cocktail : le « *purple drank* ».
La codéine (méthylmorphine), alcaloïde présent au côté de la morphine dans l'opium, est utilisée comme antitussif et comme analgésique. Elle est associée au paracétamol dans plusieurs spécialités pharmaceutiques. Elle est largement utilisée par les morphinomanes et les héroïnomanes pour pallier une privation de leur drogue (Néo-Codion®). Elle est aussi détournée pour la confection d'un cocktail, de teinte violette (*purple*), car le sirop américain codéiné qui servait à l'origine pour sa confection était de cette couleur. Ce « *purple drank* » a

fait florès chez des sujets jeunes, quand les sirops comportant de la codéine étaient obtenus en pharmacie sans ordonnance. Il associe à un sirop codéiné (ou à la solution obtenue après avoir écrasé dans l'eau des comprimés de codéine) de la limonade (*Sprite*) et un antihistaminique (la prométhazine/Phénergan®) qui potentialise les effets dépresseurs de la codéine et, par sa composante atropinique, développe des effets psychodysleptiques, faits de troubles délirants et hallucinatoires. L'alcool, souvent associé, aggrave ces manifestations. Au total surviennent : sédation, ivresse, euphorie, sentiment de toute-puissance, délires et hallucinations. Les dangers encourus consistent, au long cours, en l'installation d'une dépendance aux morphiniques et, en aigu, à une hypotension ; à une baisse du seuil épileptogène avec la survenue de convulsions ; à des troubles délirants et hallucinatoires pouvant déclencher des comportements auto ou hétéro-agressifs ; une détresse respiratoire, voire un coma. Des décès ont été rapportés chez des adolescents. Après vingt ans de ces errements, l'augmentation du nombre de jeunes utilisateurs, une pétition lancée par une maman dont la fille de 16 ans qui avait abusé d'un cocktail du type «*purple drank*» est décédée après un coma de 10 jours, un décret a enfin été signé en 2017, par madame A. Buzyn, supprimant les exonérations à la réglementation des substances vénéneuses de la codéine et d'autres substances voisines. Néanmoins, ce cocktail doit rester sous surveillance, car ses constituants peuvent être obtenus en dehors du circuit pharmaceutique.

Non, ne dormez pas tranquilles, braves gens ! Le drame des toxicomanies s'intensifie ; notre Nation est particulièrement touchée, en raison d'une absence de prévention (dénoncée par l'Observatoire européen des Drogues et Toxicomanies). Nous abordons la compétition rigoureuse que représente la mondialisation avec des chaussures aux semelles de plomb.

74

« *Dry January* », ou janvier sans alcool

Trinquant avec un ami à la nouvelle année, une flûte remplie d'une boisson pétillante de la région rémoise, il s'enquit malicieusement de ce que je pensais du « *Dry January* » américain, dont l'instauration en France fait quelques émules. Conscient de m'aventurer dans un « faites ce que je dis, et ne faites pas ce que je fête », je n'éludais pourtant pas la question et lui faisais la réponse suivante.

Dans le tabagisme, la consommation est du type « tout ou rien » ; il n'y a pas de tout petits fumeurs se limitant au long cours à moins de trois cigarettes par jour ; dans leur très grande majorité, les fumeurs en fument plus de six et souvent bien davantage.

En matière d'alcool, la consommation se présente en plusieurs degrés (si l'on peut dire) : (*i*) les abstinents complets ou « néphaliques » ; (*ii*) les consommateurs erratiques, modérés, circonstanciels (repas gastronomique, fêtes…) ; (*iii*) les « alcoolo-dépendants » ; et (*iv*), enfin, les « alcooliques ».

Parlons de la deuxième marche, celle des consommateurs erratiques qui associent à des mets, souvent conçus à l'origine autour de boissons de nos terroirs (cidres, bières, vins) qui, bues avec modération, magnifient ces mets, dans une épiphanie réciproque. On s'en voudrait d'être rabat-joie en troublant cette communion. C'est dans ce cas de figure qu'on peut comprendre la déclaration du président Macron, reprenant une expression du président Pompidou : « Il faut arrêter d'emmerder les Français. » Gardons-nous de prôner l'Orangina avec le lièvre à la royale, le Coca-Cola avec la choucroute et l'eau de Badoit avec les huîtres…

La troisième marche, la plus concernée par ce «janvier sans alcool», est celle de l'alcoolo-dépendance, qui affecte 4 à 5 millions de nos concitoyens. L'intimité qu'ils ont établie avec l'alcool les empêche de s'en priver un à deux jours chaque semaine. Un janvier réellement «sans alcool» leur serait insupportable ; transigeons et disons «avec moins d'alcool». Ce mois pourrait être l'occasion d'évaluer l'importance de sa dépendance à cette drogue et d'adapter en conséquence ses consommations ultérieures. Alors que les médecins interrogent sans hésiter leurs patients sur leur consommation de tabac, ils sont pour la plupart très discrets sur leur consommation d'alcool ; d'où l'intérêt pour ces patients de procéder à un autodiagnostic.

C'est dans le vivier des «alcoolo-dépendants» que se recrutent les «alcooliques» de la quatrième marche de notre escalier.

Le mois de janvier pourrait être mis à profit pour une sensibilisation sur l'alcool. Il serait rappelé qu'il tue chaque année, en France, 41 000 de nos concitoyens ; qu'il est responsable de multiples handicaps, de détresses familiales, professionnelles, sociales ; qu'il est à l'origine de 5,5 % des cancers (bouche, pharynx, larynx, œsophage, colon, rectum, sein) ; qu'il entretient des relations avec la maladie d'Alzheimer. Ce mois de janvier pour informer sur les risques de «la biture expresse» et ceux du syndrome d'alcoolisation fœtale ; sur l'accroissement, en fonction de la dose, des accidents vasculaires ischémiques, des cardiopathies hypertensives, des coronaropathies, des anévrysmes aortiques... Toutes ces données, portées à la connaissance du public, permettraient de faire pièce à la publicité agressive du lobby alcoolier.

«Le poison est lié à la dose», ainsi qu'à la fréquence des expositions, à leurs durées, aux circonstances (au travail, sur la route où un tiers des accidents lui sont dus), aux produits associés. Ainsi, la rencontre de l'alcool avec le cannabis multiplie par 14 le risque d'un accident mortel de la route (des données récentes indique le chiffre de 29 !).

Chez l'alcoolique, un sevrage brutal peut déterminer un délirium tremens, avec un délire aigu, des crises épileptiques subintrantes ; il serait létal s'il n'était pratiqué en milieu médicalisé. L'intense consommation d'alcool en fait une drogue dure, et même très dure. Relisons *L'assommoir* de Zola et la mort de Coupeau. Par contraste, notons que l'abstinence de l'héroïnomanie n'est pas létale.

Tout cela étant considéré, faisons que ce mois de janvier soit mis au service du questionnement de chacun(e) sur sa consommation d'alcool ainsi que d'une large diffusion d'informations rigoureuses sur les méfaits de cette drogue, extraordinairement banalisée.

Si l'État, pour complaire à la filière alcoolière, oublie ses devoirs de prévention et ne se rallie pas au « Janvier sans alcool », on peut le regretter, mais cela peut se faire sans lui.

75

Toxicomanies – L'escalade

Le déni, le constat : chiffres, causes et mécanismes

Hier encore, les militants pour la légalisation du cannabis contestaient la « théorie » de l'escalade en matière de toxicomanies. S'ils n'ont pas renoncé à cette légalisation, ils sont devenus par contre très discrets sur l'escalade ; ils éludent le sujet comme s'ils l'avaient à jamais résolu.

Cette « théorie », disons désormais ce constat, exprime que le fumeur de cannabis a souvent une grande propension à s'adresser à d'autres drogues, encore plus puissantes, avec ainsi une forte incitation à poursuivre l'ascension de l'échelle des toxicomanies vers son plus haut barreau, celui de l'héroïne. Ceci étant avéré devrait évidemment conduire à empêcher/interdire l'accès au cannabis. Cette escalade peut s'exprimer en détournant la formule « qui vole un œuf vole un bœuf » par celle « qui fume un pétard se fera un jour des shoots d'héroïne ». Contre ce raisonnement, l'argument principal de ses opposants s'appuie sur le constat que les fumeurs de cannabis (environ 1 500 000) sont nettement plus nombreux que les héroïnomanes (environ 200 000). Ce raccourci abrupt ne tient pas compte qu'avant d'atteindre le barreau de l'héroïne, il y a plusieurs barreaux intercalaires pour d'autres drogues et pour des morphiniques abondamment utilisés (codéine, tramadol, oxycodone, buprénorphine, méthadone…). « La crise des opioïdes » qui a tué l'an passé 60 000 Américains, devrait leur donner à réfléchir.

En l'occurrence, le terme « escalade » est un euphémisme. Il suggère que le cannabinophile qui accède à une nouvelle drogue abandonnerait celle(s) qu'il consommait antérieurement ; à l'instar de la varappe où l'alpiniste ne se saisit d'une nouvelle prise qu'en renonçant à une des prises précédentes. Il n'en est rien ! Le « toxico » ne renonce à rien ; il ajoute ses nouvelles drogues à celles qu'il consommait. Ces drogues sont souvent choisies au début pour corriger la sédation gênante induite par le cannabis, associé à l'alcool. Ce peut être alors la cocaïne, ou l'ecstasy, ou une amphétamine... Plutôt que de parler d'escalade, il est plus exact d'utiliser le terme de poly-toxicomanies.

Au rythme où s'est accrue la consommation d'un cannabis de plus en plus fortement dosé en THC (concentration multipliée par 6,5 en 40 ans), et que simultanément se sont développés des modes de consommation qui accroissent sa cession à l'organisme (huile de cannabis, pipes à eau, nébuliseurs, vapoteurs...), tous les barreaux du haut de l'échelle des toxicomanies se sont peuplés davantage. Dans cette dynamique, si le nombre d'héroïnomanes n'égale pas celui des cannabinomanes, le gradient est continu.

Il y a plus de trois générations, la France était profondément alcoolisée. La polytoxicomanie d'alors associait le café à l'alcool et au tabac. Si, depuis lors, la consommation d'alcool a diminué de moitié (passant annuellement de 24 litres d'alcool pur, *per capita*, à 12 litres), d'autres drogues se sont invitées, avec au premier rang le cannabis. On dénombre en France plus de 30 millions de consommateurs de caféine (café, thé, *Redbull*) ; 14 millions d'entre eux y adjoignent du tabac ; 4 à 5 millions y ajoutent de l'alcool (en étant incapables de s'en passer ne serait-ce qu'un jour par semaine), et parmi eux, quelques centaines de milliers d'alcooliques, qui boivent plus de 150 g d'alcool pur par jour. Le cannabis se répandant, il recrute, en dépit de son statut illicite, 1,5 million d'usagers réguliers, dont près de 900 000 d'entre eux sont des consommateurs quotidiens et souvent pluriquotidiens. Les drogues excitantes sont en pleine ascension (cocaïne, ecstasy, amphétamines…), tout comme les morphiniques.

Revenons au cannabis. Sa consommation, d'abord erratique, débute maintenant dès le collège, puis sa consommation devient « régulière », avec un joint ou un pétard tous les 3 jours. Après quelques mois d'une telle consommation, une tolérance s'installe, qui atténue progressivement la perception des effets recherchés (ivresse, délire…) ; elle incite à accroître la fréquence des consommations et la dose de résine consommée ; la consommation devient quotidienne, et bientôt multi quotidienne.

Comme pour toutes les autres drogues, la dépendance psychique au cannabis est liée à la libération d'un neuromédiateur, la dopamine, au sein d'une petite structure cérébrale, le noyau accumbens. La dopamine (le neuromédiateur du plaisir) stimulant des récepteurs (dopaminergiques du type D_2) suscite une sensation de plaisir, à laquelle fait place une sensation de déplaisir quand la drogue disparaît et que décline la stimulation des récepteurs dopaminergiques. Ce déplaisir n'est corrigé que par la reprise de la drogue ou par la consommation d'une autre drogue qui (comme le cannabis, par son THC) intensifie la transmission dopaminergique. Quand la consommation de cannabis ne satisfait plus l'attente de son consommateur, il y ajoute une et souvent plusieurs autres drogues ; c'est la poly toxicomanie. Alors que les faits et cette logique pourraient suffire à la démonstration de l'escalade/poly toxicomanies, il s'y ajoute désormais des données neurobiologiques qui montrent que la consommation de cannabis/THC produit des modifications épigénétiques à l'origine d'une vive appétence pour les drogues.

L'administration de THC à des rats adolescents induit, par un mécanisme épigénétique, une modification de l'expression du gène qui code, dans les neurones striato-pallidaux (qui relient le striatum au pallidum), la synthèse du précurseur des enképhalines, la proenképhaline (*Penk*). Ces enképhalines sont des endorphines, c'est-à-dire des substances endogènes qui se fixent (à l'instar de la morphine qui est, elle, exogène) aux récepteurs opioïdes du type mu/μ, présents, parmi différentes structures, dans le noyau accumbens. À la surexpression de ce gène (et ainsi à la formation accrue d'enképhalines) est associée une vulnérabilité à l'héroïne. Elle s'exprime par une auto-administration intense de cette drogue quand l'animal a la possibilité de se l'injecter, en appuyant sur une pédale (comme s'il appuyait sur le piston d'une seringue qui la contiendrait). La réciproque de cette démonstration a consisté à sous-exprimer le gène codant *Penk*, en introduisant (par un vecteur lentiviral) un gène faisant produire in situ des micro ARN réduisant de façon spécifique la synthèse de *Penk*. Il s'en est suivi une réduction de l'auto-administration d'héroïne chez les rats exposés au THC (Tomasiewicz et coll., «Proenkephalin mediates the enduring effects of adolescent cannabis exposure associated with adult opiate vulnerability», *Biol Psychiatry*, 2012 ; 72 : 803-10).

Les données épidémiologiques, la tolérance au THC, la dépendance psychique qu'il induit, en relation avec la transmission dopaminergique dans le noyau accumbens, ses effets épigénétiques enfin, forment un corpus qui rend irréfragable la responsabilité du cannabis dans le développement de l'appétence pour les agents morphiniques, dont l'héroïne.

Il vient d'être montré que l'exposition de rats adolescents à un analogue du THC affectait les réponses ultérieures de différents marqueurs à l'action de la cocaïne ; ces modifications étant explorées par des approches comportementales (accroissement de ses effets stimulants), épigénomiques, transcriptomiques, protéomiques (« Proceedings of the National Academy of Sciences U.S.A. », 117, 9991-10002, « *Cannabinoid exposure in rat adolescence reprograms the initial behavioral, molecular, and epigenetic response to cocaine* »). Ainsi, le fait de rencontrer la cocaïne après avoir fait la connaissance du cannabis modifie la perception de cette cocaïne et accroît l'appétence pour cette drogue.

76

Coronavirus et toxicomanies, tolérance au sommet

N'étant pas sortis de cette inquiétante coronavirose, il est prématuré d'évoquer les changements qui s'imposeront dans sa suite. Néanmoins, une analyse « à chaud » peut déjà suggérer quelques nécessaires aggiornamentos.

Si de deux maux il faut choisir le moindre, cela n'apparaît pas évident dans l'arbitrage opéré par le gouvernement entre la coronavirose et les toxicomanies.

En France, depuis longtemps, tabac et alcool sont responsables, quotidiennement, de plus de 300 décès ; ce chiffre est du même ordre de grandeur que celui des morts de la Covid19 en sa phase aiguë.

Comme pour rendre plus supportable le confinement imposé à nos concitoyens, le gouvernement l'a assorti d'un libre accès au tabac (les civettes restant ouvertes) et à l'alcool (les magasins qui en vendent demeurant également ouverts). En caricaturant, le message peut s'exprimer : « Fumez, alcoolisez-vous, le temps passera plus vite. » Pourtant, nul n'ignore que l'oisiveté et l'ennui aggravent les addictions. Cette situation peut conduire : à la rupture d'une abstinence difficilement instaurée ; à l'intensification de consommations qui restaient modérées ; et même, pour l'alcool, à l'entrée dans sa consommation. Le tabac, en milieu confiné, menace les commensaux de tabagisme passif. En l'absence d'activité physique, les calories apportées par l'éthanol font prendre du poids. L'alcool peut majorer les troubles psychologiques induits par le confinement ; il peut susciter ou exacerber une agressivité dirigée contre le/la conjoint(e) et/ou les enfants.

Le tabac, malgré des allégations d'effets protecteurs de la nicotine sur l'infection par la Covid-19, ne peut qu'aggraver le cours de la maladie, de par ses goudrons, son oxyde de carbone et les altérations broncho-pulmonaires constituées.

Le cannabis a été le grand oublié des recommandations du ministre de la Santé O. Véran (fervent défenseur du « cannabis thérapeutique ») et du directeur général de la Santé. Alors qu'ils avaient très opportunément déconseillé les anti-inflammatoires non stéroïdiens et les corticoïdes qui, en déprimant l'immunité, peuvent faire flamber l'infection à sa phase invasive, ils sont demeurés muets sur la consommation de cannabis. Son tétra-hydrocannabinol/THC a pourtant des effets immunodé-presseurs avérés, diminuant les défenses que l'organisme peut opposer au virus. De plus, les goudrons, irritants pour l'arbre respiratoire, et l'oxyde de carbone (CO), produit par la combustion de la résine de cannabis, sont 7 fois plus abondants que ceux issus de la combustion du tabac. Cet oxyde de carbone ampute l'hémoglobine sanguine de son pouvoir de transporter l'oxygène, depuis les poumons qui le captent jusqu'aux tissus qui le consomment. Cet effet est particulière-ment délétère dans une infection où dominent les troubles respiratoires. Ce « Circulez, il n'y a rien à voir » est particulière-ment dommageable, Monsieur le Ministre, dans notre Nation qui compte 1 500 000 usagers réguliers de cannabis, dont 900 000 sont des consommateurs quotidiens et multi quotidiens. S'il s'agit d'une omission, réparez-la vite ; si, par contre, ce mutisme est délibéré, il faudra l'expliquer. On ne veut pas imaginer que dans l'inconfort du confinement, cette omission soit conçue pour majorer le « réconfort » du duo tabac-alcool.

En cette période de grande confusion, certains, en toute impudence, avancent leurs pions et tendent leur sébile. Sans aucune preuve, d'aucuns prétendent que le cannabidiol serait souverain sur l'agression pulmonaire du virus... N'avez-vous pas été sollicité, Monsieur le Ministre, avec des trémolos compassionnels débridés, pour autoriser à nos anciens dans les EHPADs la dispensation de cannabis ?

Notre Nation a plongé, sans y opposer de réactions appropriées (législatives, policières, éducatives...), dans la fosse des drogues et des toxicomanies. Les puissants lobbies de l'alcool, du tabac, du cannabis et même des industries pharmaceutiques, mus par de sordides intérêts (sordides, car aux antipodes de la santé et de tout humanisme), ont subverti une part de l'opinion, des médias, des décideurs qui, ensemble, ont installé cette situation désastreuse. Ils agissent pour l'entretenir et même s'appliquent à l'aggraver. La France, pour améliorer la santé physique ainsi que psychique de ses citoyens et pour redresser son économie, devra brûler tout ce que ceux-là lui ont fait adorer.

– 77 –

Les toxicomanies après la coronavirose

Nous ne sommes pas encore sortis de la profonde ornière creusée par la Covid-19 que déjà s'expriment des revendications ou des suggestions pour prendre rang dans la distribution *larga manu* qu'effectuent les décideurs de notre Nation droguée à la dette. Ils devraient considérer en priorité les suggestions qui pourraient avoir des conséquences positives importantes et qui contribueraient simultanément à réduire notre dette abyssale. Les bonnes idées ne sont pas inéluctablement ruineuses, et c'est d'abord à cela que l'on peut les croire bonnes. Les toxicomanies sont à cet égard un bon sujet de réflexion, car elles sont des plaies sanitaires, sociales, sociétales autant qu'un gouffre budgétaire. Pour soulager notre société qui en est gravement malade et générer des économies, leur gestion devrait être repensée sur 5 points principaux.

– La Prévention

Elle impose des actions, menées résolument, impliquant des enseignants des sciences de la vie et des membres des professions médicales. Chaque année, de l'école primaire jusqu'à l'université, plusieurs heures d'enseignement devraient être consacrées spécifiquement à la prévention des toxicomanies.

Cette prévention s'attaquera à toute banalisation des drogues, aux messages biaisés, aux signaux trompeurs (type « salles de shoots »), aux fumeux détours pseudo philosophiques et idéologiques.

Les subventions accordées aux associations s'approchant des toxicomanies seront toutes reconsidérées, en évaluant le rapport entre leurs résultats et leurs coûts de fonctionnement.

On exigera de ceux qui sont appointés par des deniers publics pour lutter contre les drogues qu'ils aient l'élémentaire pudeur de ne plus tonitruer pour leur légalisation.

– L'Action contre le Tabac

Quelques États (que la France devrait copier) ont programmé qu'au terme d'une génération, ils interdiraient le tabac. La préparation de cette mesure impose de tarir le recrutement de nouveaux consommateurs. Il faut augmenter de façon très importante le prix du tabac ; son doublement ferait qu'il n'obère plus le budget de l'État. On fera respecter l'interdiction de la vente du tabac aux mineurs, comme celle des cigarettes électroniques et de leurs recharges parfumées. Tout mineur fumant dans l'espace public devrait être verbalisé.

– L'Action contre l'Alcool

La baisse de la consommation d'alcool, qui était régulière, stagne désormais avec le « détricotage » régulier de la loi Evin, qu'il faut restaurer. La vente des *Premix* doit être interdite. L'obligation d'une abstention complète d'alcool pendant la grossesse doit être martelée (une naissance sur 1 000 étant encore marquée du syndrome d'alcoolisation fœtale). On devra dépister très tôt (analyses biologiques) les dizaines de milliers d'individus qui sombrent dans l'alcoolisme, afin d'accroître les chances de les en sortir.

– L'Action contre le Cannabis

Les Français sont les *recordmen* européens de sa consommation. Les tribunaux devront enfin faire respecter son interdiction à ses 1 500 000 usagers réguliers. Toxique pour le corps et plus encore pour le cerveau, il sature nos hôpitaux psychiatriques d'anxieux, de déprimés, de schizophrènes. L'éradiquer de ces établissements relève d'une logique élémentaire. On mettra fin aux manipulations qui cachent ses dangers et celles qui lui décrivent des effets qualifiés abusivement de thérapeutiques. Il s'abat sur des adolescents au cours de leur maturation cérébrale et de leur cursus éducatif. Drogue de la « crétinisation », il annihile largement les coûteux efforts consacrés à l'éducation. Les individus en âge de procréer qui le consomment doivent enfin être informés qu'ils transmettront à leurs enfants une grande vulnérabilité aux toxicomanies.

– L'Action contre les autres drogues

C'est par les actions contre les drogues précédentes qu'on agira contre les autres, de par le continuum qui les relie.

Agir d'urgence contre la cocaïne dont la consommation s'envole.

Mettre fin aux détournements que font du Subutex® (produit de substitution à l'héroïne) près de 100 000 de ceux à qui il est prescrit, qui se l'injectent, alors qu'il est conçu pour les faire rompre avec le comportement injecteur et les protéger des risques associés (SIDA, hépatites…).

Empêcher sa revente à de jeunes toxicophiles, leur ouvrant la porte de l'héroïne.

Agir contre sa prescription *ad vitam* qui, les installant dans une dépendance chronique, les fera revenir à l'héroïne dès leur prochain « bleu à l'âme ».

Le champ des toxicomanies est à refonder complètement, pour alléger le budget qui lui est consacré et plus encore pour en préserver nos jeunes ainsi que notre société.

En forme de conclusion
Adresse aux détracteurs de ces « billets » traitant des drogues et toxicomanies

Si j'avais pris le temps de répondre à chacune des désapprobations que suscitaient mes déclarations sur les drogues et toxicomanies, je n'aurais plus eu celui d'en concevoir d'autres. Ces détracteurs m'auraient ainsi fait taire ; alors que mon objectif est de faire partager au plus grand nombre ce que plus de 30 années d'études, d'analyses, d'expérimentations, de réflexions m'ont permis d'observer et de comprendre des drogues et toxicomanies.

Ces détracteurs ne pouvaient m'attaquer, arguant de mon incompétence, ce qui devait les tenter. La période autorise des ignares à se glorifier de la paresse intellectuelle qui les a empêchés d'apprendre ; elle leur permet même de se moquer des « têtes d'œufs », des « forts en thème », des « collectionneurs de parchemins », des « rats de bibliothèque », des « sachants » et des savants… La culture pour la culture n'est pas dans mes préoccupations ; par contre, j'ai consacré beaucoup d'efforts pour ce qu'elle ma permis, très modestement, d'apporter à autrui dans le domaine des sciences médicales.

J'ai été aidé dans l'analyse des drogues et des toxicomanies par ma formation de médecin, de pharmacien, de docteur ès Sciences, de neurobiologiste, de pharmacologue, de chercheur, de praticien hospitalier, de professeur de pharmacologie et de séméiologie.

Au sein de l'Université, de l'Hôpital, des Académies nationales de médecine et de pharmacie, de l'Agence française de lutte contre le dopage, j'ai bénéficié de la fréquentation et souvent de l'amitié de personnalités françaises du monde de la Recherche, de la Médecine, de la Pharmacie, de la Psychiatrie, de la Toxicologie, du Sport ; ce qui m'a permis de confronter mes opinions aux leurs. Parmi eux, je mettrais en exergue quelques-uns des maîtres et/ou amis qui m'ont, selon les circonstances, inspiré, guidé, éclairé, orienté, épaulé et parfois contredit : les professeurs Paul Lechat, Roger Boulu, Pierre Deniker, Jean-Charles Schwartz, Roger Nordmann, Maurice Tubiana, Pierre Delaveau, Bernard Hillemand, Charles Haas, Claude Giudicelli, Jean-Pierre Goullé, Jean-Paul Tillement, Jean-Pierre Olié, Jean-Paul Giroud, le docteur Lucien Guillemot….

Il va sans dire, mais encore mieux en le disant, que je n'ai aucun conflit d'intérêts s'agissant des sujets dont je traite. Les livres (une dizaine) que j'ai écrits sur les drogues et toxicomanies n'ont eu d'autre but que de diffuser mes analyses et recommandations à ces égards, et ce d'une façon totalement désintéressée. Les maigres droits d'auteur qui ont pu m'être versés ne rétribueraient pas à la hauteur du SMIC les nombreuses heures que j'y ai consacrées. Quant aux centaines de conférences que j'ai effectuées et continue d'effectuer, en particulier dans les lycées et collèges, elles l'ont toujours été à titre bénévole.

J'ai, pendant une dizaine d'années, effectué des consultations (limitées à deux matinées par mois) qui accueillaient de jeunes consommateurs de cannabis, que m'adressaient leurs parents médecins, qui avaient épuisé sans succès leur pédagogie pour les faire se détacher de cette drogue. Ces jeunes m'ont beaucoup appris autant sur eux que sur les effets de cette drogue.

Identifié à partir d'articles de presse, de conférences, d'émissions radio ou TV comme un censeur rigoureux du cannabis et, plus largement, des toxicomanies, j'ai reçu de nombreux courriers, dans lesquels des mamans éperdues (jamais les papas ?) me relataient d'une façon souvent touchante le drame qu'elles vivaient. C'était celui d'un enfant (garçon plus souvent que fille) piégé par les drogues, dont elles n'avaient pu ou ne savaient pas les éloigner, conduisant à des itinéraires chaotiques, parfois dramatiques (suicide, hospitalisations, échec, prison), avec le sentiment commun d'un « gâchis fou ».

J'ai beaucoup échangé et sympathisé avec des responsables d'association contre les drogues ; mesdames D. Levasseur, veuve du docteur Jehan Levasseur (Pont-Audemer), M.-F. Camus (Lyon), C. Moscicki (Lyon), M. Cevaer (Chartres), T. Hannier (Paris), Sophie Daout (Fréjus) très tôt décédée (marquée cruellement par le décès de ses deux fils et qui a rebondi en écrivant de beaux poèmes, des livres, et en multipliant les conférences sur les drogues dans les lycées et collèges) ; le docteur Léon Hovnanian (créateur du Centre National d'Information sur les Drogues – CNID), messieurs les docteurs Jean Pic et Michel Semery (du CNID 28), Pierre Beyries et le docteur Farajallah Daher (du CNID 32), Richard Maillet (Lille), Jean-Paul Bruneau (créateur d'un centre de réhabilitation de toxicomanes à Montmagny), frère Éric Le Grel (de l'association Saint Jean Espérance, à Pellevoisin) impliqué avec sa communauté dans la réinsertion de toxicomanes sevrés…

À l'issue des conférences que j'animais (en de nombreuses villes de France), organisées par l'Union nationale des familles et amis de malades mentaux (UNAFAM), j'ai pu échanger avec des parents dont les pauvres enfants avaient été victimes des drogues et toxicomanies. J'ai été impressionné par leurs belles personnalités, forgées au feu des drames familiaux qu'ils vivaient et par leur désir de faire connaître au plus grand nombre de familles la menace que faisaient peser les drogues sur leurs enfants, alors que la banalisation ambiante, entretenue par quelques médecins à contre-emploi, ne les y avait pas incités.

L'affrontement à mes contradicteurs m'a appris à mieux expliquer les données importantes de ce sujet. Il m'a appris à me défendre de leurs moqueries, en les moquant moi-même. Ces contradicteurs m'ont, je le regrette, conduit à durcir mes propos, en rupture avec ma jovialité naturelle.

En diverses occasions, j'ai apporté la contradiction à des « addictologues » à contre-emploi : qui jamais ne se sont inscrits dans la prévention. Il y a 10 ans, ils banalisaient le cannabis pour obtenir sa légalisation à des fins qu'ils qualifiaient de « thérapeutiques » ; s'enhardissant, ils ont requis sa légalisation à titre « récréatif » et maintenant, sans vergogne, ils demandent la légalisation de toutes les drogues. Incapables de boucher les fuites de la coque du navire des toxicomanies, ils l'attaquent maintenant à grands coups de haches, sous l'œil presque clos de leurs bailleurs de fonds.

Qui sont ou ont été mes détracteurs :
— des « addictologues » égarés qui viennent d'être évoqués ;
— des consommateurs assumés qui ne veulent plus être entravés dans leurs achats ni dans leurs consommations de drogues ;
— des consommateurs rongés par l'envie d'arrêter, mais qui, n'y parvenant pas, s'irritent des mises en garde (ils les vivent comme des admonestations) et du rappel des risques encourus (ils les perçoivent comme des menaces) ;
— des dealers des drogues licites, tabac et/ou boissons alcooliques, ainsi que les dealers des drogues prohibées (cannabis et autres drogues interdites) voulant qu'on oublie leur « business » ;
— des déconstructeurs qui attendent de l'expansion des drogues la destruction de notre société ; cette société à laquelle ils demandent toujours davantage et à laquelle ils apportent souvent si peu. La bonne conscience de ces assistés consiste à

se poser en exploités. Le communisme a été dissout dans et par l'alcool ; l'alcool a annihilé les Indiens d'Amérique ; des drogues plus puissantes pourront être encore plus destructrices ;

– des idiots utiles, prompts à enfourcher des chimères ; ils se donnent l'illusion d'exister par la contradiction et l'opposition à l'ordre établi ;

– des gros bonnets de la drogue qui, discrétion oblige, laissent des avocats généreusement appointés s'exprimer à leur place ;

– sans oublier ceux qui me sont les plus insupportables, les « faux-culs » qui feignent d'acquiescer à mes propos puis s'empressent (bien sûr en mon absence) de les contredire.

Je me suis appliqué à ne pas traiter des toxicomanies sous l'angle de la morale, ou plutôt d'une morale, en cette période où elle est revisitée et souvent même raillée. C'est pourquoi je n'ai pas abordé le sujet dans les termes : *La drogue, est-ce bien ou est-ce mal ?* Les notions de bien et de mal sont, pour beaucoup, devenues très personnelles. Elles n'obéissent plus aux stéréotypes et schémas qui prévalaient dans « le monde d'avant ». Les « Valeurs » sont tellement relativisées qu'on en est à se demander si le cannibalisme ne sera pas bientôt une simple affaire de goût. Ces « Valeurs » s'affranchissent de plus en plus des références confessionnelles judéo-chrétiennes. Un vide s'ouvre alors, dans lequel s'engouffrent sournoisement des groupes de pression qui, après avoir anéanti les repères anciens, s'appliquent maintenant à imposer leurs propres références. Le moment est favorable à ceux qui recouraient au prêt-à-porter intellectuel et adhéraient aux références du passé tant malmenées, de bâtir, d'édifier leurs convictions, sans se faire récupérer, sans se laisser rouler dans la farine des « déconstructeurs ».

C'est par le canal des données sanitaires et de celui du pragmatisme (tenant pour optimal ce qui réussit à la santé psychique et physique de l'Homme) qu'ils devraient aborder le thème des toxicomanies. La question se pose alors dans les termes : *Est-il bon ou mauvais de consommer des drogues ?*

La réponse à donner doit être justifiée sous différents aspects, en s'appuyant sur la neurobiologie, la pharmacologie, la toxicologie, l'épidémiologie, les données statistiques, la clinique, la psychiatrie…

Ces approches menées de concert sont aux antipodes des « manipes », des idéologies déconstructrices, des intérêts cupides, des appétits incontrôlés, des démagogies politiciennes, des dénis, de tout ce qui est mobilisé pour accentuer la déliquescence d'une société malade et de sa jeune génération, chez qui le « bourrage de crâne » et les slogans deviennent Éducation. Cette jeune génération, en dépit des efforts que la société consacre pour sa culture (mais trop peu pour son éducation), est encore plus acculturée que la précédente. Elle semble conditionnée pour entrer en transe au rythme de sons recrutants qui, associés à des effets stroboscopiques et à quelques drogues bien choisies, déclenchent des crises infra-épileptiques et libèrent une gestuelle qui surprend l'observateur non préparé.

Ne reprochons rien à cette jeunesse ; elle est ce que nous en avons fait, ou ce que nous avons laissé d'autres en faire. Penchés sur le guidon, l'œil rivé sur le capuchon de la sonnette, nous n'avons pas réalisé que les richesses que nous produisions et que les dettes que nous accumulions finançaient des individus qui pourrissaient notre société, gangrénant le monde des médias, de l'éducation et de la politique. Notre réveil tardif survient en pleine catastrophe (violence, délinquance, émeutes, chômage, quasi-faillite économique, immigration incontrôlée et non choisie, niveau inquiétant de la santé mentale [anxiété, dépression, schizophrénie, toxicomanies], perte des repères, progression des extrémismes, désobéissances à la loi, consommation record de psychotropes et de drogues, suicides…).

Une attitude paresseuse (cette paresse qui menace l'espèce) voudrait faire croire qu'au stade atteint par l'invasion toxicomaniaque, on doit se résoudre à la reddition, à l'armistice, à la soumission, à la paix à n'importe quel prix. Les représentants, dont nous nous sommes dotés, composent ; ils ne combattront que si on le leur demande, et pour autant que cela ne menace pas la fonction (plutôt bien rémunérée) dans laquelle ils souhaitent avant tout à se prolonger. Que trouve-t-on au sommet ? Un ancien Premier ministre, qui a pu s'approcher de la fonction présidentielle et qui avait déclaré que malgré les couleuvres que lui faisait avaler le président, il ne pouvait démissionner de son poste, car il avait une famille à nourrir. Un autre, ministre du Budget ayant déclaré qu'il n'avait pas de métier de remplacement ; voilà pour des responsables sincères... Trouvera-t-on un successeur au Général de Gaulle, qui se mettra au service d'une « certaine idée » de l'Homme et de la Nation ; qui se fixera de promouvoir, tant pour l'individu que pour la Nation, le « *mens sana in corpore sano* » ; qui n'exercera pas un « job », mais un apostolat ?

Dans le monde d'après (d'après la Covid-19), il faudra corriger les nombreux et parfois graves dysfonctionnements écologiques, économiques, sanitaires, collectionnés par le monde d'avant. Parmi ceux-ci, le drame des drogues et des toxicomanies est majeur. « S'il est très important de se préoccuper de l'état de la planète que nous léguerons à nos enfants, il est encore plus important de nous préoccuper de l'état (physique et psychique) des enfants que nous léguerons à la planète » ; c'est la formule fondatrice/séminale du Centre National de Prévention, d'Études et de Recherches sur les Toxicomanies (CNPERT) (présidé par l'auteur depuis une quinzaine d'années). Miser sur l'Homme permet d'espérer la survie harmonieuse de la planète et de ses habitants.

Faisons qu'après nous, ce ne soit pas le déluge... des drogues.

Du même auteur :

Aux Éditions Odile Jacob :

Les médicaments du cerveau (1993)
traduit en espagnol (1996)

Halte au cannabis (2006)

*Café, thé, chocolat – leurs bienfaits pour le cerveau
et pour le corps* (2010)

Pourquoi il ne faut pas dépénaliser l'usage du cannabis (2012)

Aux Éditions Docis :

La dopamine dans tous ses états (2019)

Le désastre des toxicomanies en France (2018)

Dictionnaire critique du cannabis (2019)

Aux Éditions Muscadier :

Faut-il légaliser le cannabis (2013)
ouvrage avec plusieurs contradicteurs

Aux Éditions Ellipses :

Le cannabis – ses risques à l'adolescence (2006)
H. Chabrol, M. Choquet, J. Costentin

Aux Éditions Lavoisier :

Le cannabis – Ce qu'il faut savoir et faire savoir (2019)
P. Mura, JP Goullé, J. Costentin

L'Édredon

La revue littéraire de JDH Éditions

Venez découvrir les textes de la revue

**Textes et articles dans un rubriquage varié
(chroniques, billets d'humeur, cinéma, poésie…)**

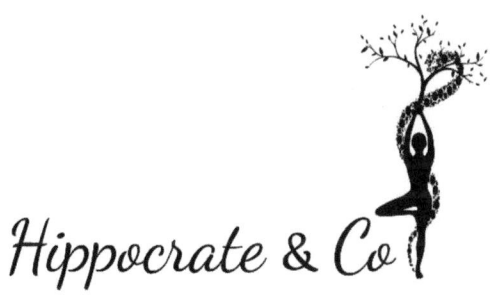

Parce que la médecine officielle ne cerne pas toutes les problématiques de la santé publique d'aujourd'hui et de demain, parce que ce qui est hérétique aujourd'hui sera scientifique demain, la collection Hippocrate & Co prend les devants : elle défriche, elle présente, elle informe, elle aide tout simplement la population à aller de l'avant pour aller mieux.

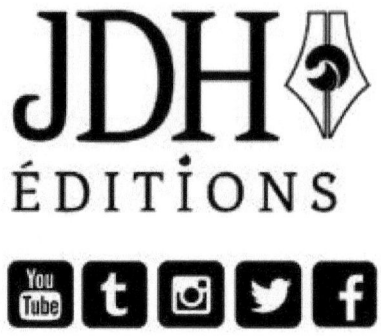

Suivez **JDH Éditions** sur les réseaux sociaux
pour en savoir plus sur les auteurs,
les nouveautés, les projets…

Inscrivez-vous à notre Newsletter sur
www.jdheditions.fr
Pour recevoir l'actualité de nos nouvelles
parutions